U0080217

史蒂芬妮・馬爾尚-潘薩醫生—著
范兆延—譯

沒關係，你可以哭出來

一場長期照護者們的內在療癒之旅

獻給我陪伴過的每個家庭，
我能體會那股不畏艱辛的韌性。
獻給我的家人，用我所有的愛。

Contents

Part 1

無法接受的時候——抗拒可以帶來堅持的力量

Part
2

忍無可忍的時候，將心比心可以拉你一把

Part 3

遭遇困難的時候，請盡力而爲並敞開心胸

Part
4

有我陪著你
——找尋過程的意義並尋回穩定

前言

這本書不會偶然出現在你的手裡，它為你而寫，期盼在某個你無法逃避的困境裡，讓你有所體悟，帶給你片刻的寧靜。

你是子女、配偶或是父母，有時則兼具三種身分。

你有個親人的健康出了問題，很需要你。

你盡可能陪伴在他身旁，盡一切努力讓他好過一點。無論別人怎麼想，但現在你再也無法堅持下去了。

你的親人需要你，但你還是無法對他遭遇的變故淡然處之，這令人無法接受，一點都不公平。在某些日子裡，你想要回到過去，抹除一切，重新開始。面對這種情況，付出一點時間讓自己感到安心，是避免驚慌失措的關鍵。

有些時候，強烈的情緒淹沒了你，在令人感到不安的同時，它們卻也成為你的依靠。你對眼前的情況感到憤怒，吶喊讓你獲得釋放，採取行動則幫助你向前邁進。但悲傷還是會令你淚水盈眶，即使你再也流不出眼淚，因為無助麻痺了你。在你心底，焦慮和恐懼幾乎不分晝夜地慢慢占據你的生活，在茫然失措中，找回一點希望、平靜與安寧，會對你有很大的幫助。

即便如此，你還是決心堅持到最後。是什麼的最後？是屬於誰的最後？只要行有餘力就堅持陪在親人身旁的念頭，反倒讓你也害怕自己會遭逢意外。正當你時刻保持警惕的時候，有人向你伸出援手，但是你得先信任他，感覺自己得到理解，並體會到對方的善意，才願意接受你不再奢求的協助。為了確保萬無一失，思考備案、思考照顧親人的另一種可能性，可以讓你感覺踏實安心。但是你是否願意給自己機會，花點時間去思考一下？

在此之前，你會毫不保留地付出自己。你會放下抗拒的念頭，竭盡全力、挑戰極限，從自己的內心汲取有些人稱之為韌性的資源。在這有時令人痛苦的經歷中，你可以感受到盡職盡責的欣慰，感受到付出的充實感，因為你選擇了真實地、自在地做自己。

本書是為你而寫。多年來，我協助了多位病患，並將他們陪伴家人度過臥病之旅的分享集結在書中。在展讀的過程裡，你會發現一則則看似真實卻又不脫虛構的生命故事，它們存在的用意是為了說明我的觀點，希望可以幫助到你。這些小故事可能會與你的親身經歷產生共鳴，但任何與真實事件的雷同之處，都純屬偶然。

本書的目的也是為了陪伴你，無論你走到哪一個階段，它都能幫助你盡可能照顧好你的親人，而不至於茫然失措。它將擔任你的嚮導，是搭在你肩上的手，是鼓勵你的目光。

請敞開心胸並帶著好奇心展開這趟旅程，它一共分為四個階段，你可以按照自己的步調走完它。

第一部分聚焦在你內心的抗拒。你內心深處的抗拒念頭否定了已經發生的情況，它是可貴的寶藏，能夠保護你，幫助你奮戰到底。我們會看到它帶給你的收穫，以及告訴你該如何收編它成為你的盟友。

第二部分探討你面對這種情況時的情緒。我們會明白它們的重要性，明白它們如何引導你、幫助你安心，盡可能照顧好你的親人。

第三部分旨在徹底剖析照顧關係，探究各種可能出現的情況和導致失控的原因。接下來，我們會探索你能接受的其他解決方案，以及如何將它們落實到位。

這趟旅程的第四個部分，也就是最後一個階段，著墨在如何感受更多的平靜和安全感。你可能會驚訝地發現，各種資源早就在你自身當中，只是隱藏得很好。我們將一起探索所有路徑，不疾不徐地漫步其間，喚起你具備的優點，讓它們可以幫助到你。

在一段照顧關係中，至少有兩個人：需要的人和陪伴的人。雙方都在不斷地調整自己，同時也讓身邊的親友可以加以配合。

這是一支舞蹈，每分每秒都必須掌握對方的節奏，才能成就有助於堅持下去、不斷邁進的和諧演出。

照顧者的人數很多，他們甚至被公認具有公益性質，值得受到重視。法國社會稱他們為「照顧者」（aidants），二〇一九年的《基戴法案》（loi Guidez）等法規賦予他們權利。國家高層開始頻繁提及這群人，肯定他們的貢獻、付出和需求，尤其是在時間和金錢上。

在本書中，照顧者指的就是你，一個完整的存在。我們按照慣例，用陽性單數來加以定義。我敢打賭，無論你是男性或更有可能是女性，你都能夠在書中認出自己。

「受助人」可能在離你很近或很遠的地方，你們的感情可能建立在關愛或怨恨上，但通常兩者兼而有之。按照慣例，我們在書中會以「他」或「親人」這種通用的方式來稱呼，總有某些篇章，會讓你一眼認出那就是你的親人。

本書所描述的方法能幫助你包容難以接受的局面，讓你意識到自己的感受，讓你重新找回動機和初心，最終成功地找到你自己。

本書的出版是為了幫助你展開自己的旅程，陪伴你一步步走下去。在某些時刻裡，請讓你感興趣的標題來指引你。相信自己，隨意瀏覽一下，去感受什麼能幫助你展現最好的自己。

接納你最需要的東西，這是你應得的。

Part 1

無法接受的時候

抗拒可以帶來堅持的力量

抗拒是人之常情，它不是「對現實視而不見」，而是「希望事情保持不變」。

到目前為止，你所經歷的事情不一定盡如人意，但至少令人感到安心。你知道如何定位自己，如何採取行動來應對你正在經歷的局面。

當改變突如其來，讓人措手不及的時候，你真希望事情能像過去一樣，或至少不要再惡化下去。你想要維護內心的平衡，還有什麼比這更重要呢？這完全情有可原！

即便如此，生活可能會向你索求更多，不管你在一段關係中付出了多少。身旁親友的情緒影響了你的情緒，你有時會任憑自己受到這些情緒左右或是因此而失控。

如果你的親人喪失自主能力，陪伴他的方式可能必須調整，有時還可能必須做出艱難決定。這些犧牲也是你的犧牲，它們打亂了你的生活次序還有對未來的期望，迫使你必須時刻陪伴並不斷適應新的變化。

這些你早就心裡有數，你完全看在眼裡，你每一天都在經歷。然而，在適應新的變化之前，在陪伴的過程中，總有某個東西在抗拒。

維護現況的渴望一開始總是占了上風，不要為此責怪自己，這是人之常情，所有照顧者都曾有過這段經歷。

在本書的第一部分，我建議你正視內心的抗拒。我們將一同了解為什麼抗拒這麼重要而且如此可貴，我們會去探究它如何保護你。最後，你可以如何收編它成為自己的盟友，為了親人和你自己的福祉著想，安然無恙地向前邁進。

你抗拒的那一面十分了解你，它比你更清楚你需要什麼，於是挺身反對任何可能帶給你麻煩的事情。它在某種程度上是你的隨扈，只要感受到威脅，就會祭出許多反制的方式：撤退、攻擊或是逃跑，你可能會因此不時地感到焦慮、憤怒或是疏離。一時之間，你可能不知所措，然後產生想要拚搏、抗爭和不惜一切代價尋找解決辦法的念頭。某些日子裡，你會想要拋下一切，逃離一段時間，喘口氣，哪怕只是短暫的片刻。

這些行為會帶給你正面的幫助，無論你是否察覺。它們會在你不知不覺中，保全你最重要的東西，滿足你最深層的需求，但問題是它們是否符合當下的情況？

閱讀本章的過程中，你會發現可以用不同觀點和方式來看待事物。你甚至會驚訝地發現，這種方式能夠釋放壓力，讓你感覺踏實寬心。

其實一切都沒變

你很了解你的親人。長期以來，你們建立了一段彼此都很熟悉的關係，過程中有歡笑也有悲傷。這段關係的本質只屬於你，屬於你們兩個人，並在各個層面蘊含矛盾情緒和心照不宣的默契，它用回憶滋養自己，在生命的過程和曲折之中不斷演進。無論你們的關係是何種性質，你不見得希望它發生根本性的變化。思考親人對你的意義，可以幫助你理解為什麼他遭逢的變故會令你感到不安。

或許你從來沒有真正想過，是什麼讓這段關係對你來說如此獨一無二，它蘊含了什麼重要的東西？對你來說，它有什麼特別之處？撇開主觀好惡，你可以去思考是什麼觸動了你，是什麼讓你在某種程度上建構了自我，又是什麼讓你擁有安全感，以及你對這段關係的隱隱期盼。

現在這段關係不一定能滿足你的期盼，但是整體來說，你對它非常了解，你在日常中養成的本能反應可以助你繼續往下走。這段關係用屬於它的方式，讓你能夠成為現在的自己。我們可以觀察到幾種不同的關係：一段凝聚彼此的關係、一段穩定的牽繫或是一個痛苦的故事。

有些人和親人的關係十分穩定且令人安心。他們關愛彼此，無論是用何種形式或方式加以表達，只要大家在一起就會有安全感。當然，還必須面對生活的日常和周折，以及各自的生命故事，它們會為這段和諧關係帶來悲歡離合，但是整體來說，大家非常珍惜這種穩定，而且心裡只有一個念頭：維護這種穩定。

對其他人來說，和親人之間的關係比較中性，但彼此仍相互尊重。成年後的孩子建立屬於自己的生活，訂定種種人生規畫和優先事項。他們或多或少都算是肯定這樣的關係，覺得十分適合自己；只要有需要，大家仍會陪伴在彼此身邊。在這種型態下，他們對親人的陪伴有其限度。其實，這不見得取決於彼此的感情親疏，而是他們正處在人生的重要階段。對他們來說，在其他領域占有一席之地或是在外發揮一己之長更加重要。這些人並不見得希望現況發生變化，要他們更動優先事項並破壞既有的穩定，可能會是很困難的事。按照常理來看，這完全可以理解。

此外，還有些人過去曾經受過傷害、滿身傷痕。有時，他們覺得自己已經付出太多，卻並不見得能獲得期盼的關愛，沒有感受到他們希望得到的認可或支持。有些人甚至打從心底有著被剝削、被背叛的難言之隱。這些人想要放下，走出一條新的道路，懷抱自信和安全感寫下自己的故事。

所以，如果親人生病而要他們多付出一些，這些照顧者因為身不由己而意與闌珊的態度完全可以理解。他們覺得自己錯過了人生的一部分，也還沒準備好接受親人遭遇變故，接受自己必須改變付出的方式。這完全可想而知，當然，也情有可原。

每一種關係都獨一無二，沒有固定的模式，一切都可能出現不同的發展。你能體察自己與親人關係的獨特之處嗎？你對他們懷抱何種情緒或是情感？對你來說，持續以自己的方式來看待與親人的關係究竟有多重要？你不必對這些問題提出很具體的答案，但你很清楚，當關係達到穩定的時候，誰也不希望事情發生變化，尤其是你。

如果有人向你提起你的親人，告訴你他和從前不一樣了，他正逐漸失去自主能力，或是有些事情不太對勁，你可以不必同意對方，但這不代表你沒有注意到。你明白，如果他生病或失去自主能力，這種情況就需要你更常陪在他身邊或是改變過去的態度。你很清楚，此時建立起來的穩定可能會因此秩序大亂，但你不希望事情發生變化，無論你有沒有意識到這一點。你很清楚，某些既定的安排可能會受到質疑，而你不希望如此。你有預感，過去某些令你難以釋懷的事情可能再次浮上檯面；它們曾經造成的情緒波動，可能會讓你當初因為沒有獲得解答，刻意加以無視所形成的壓力和情緒化死灰復燃。你無法平靜，你已經可以想見這需要耗費你多大的精神，你知道自己可能會失去一部分的自由。一想到這些，你就備感壓力。你只有一個願望：希望事情至少可以保持現狀。

因此，你當下無視生活可能出現重大轉變的態度，是為了讓自己保有一個重要的東西：些許的穩定。當然，不管別人怎麼說，聽從內心想法，尊重這種態度才是當務之急，認清自己有多麼不願見到這段關係出現任何動盪，是十分要緊的一件事。

最有幫助的做法，就是開始思考對你來說最重要的東西，你可以在思想層面上，毫無後顧之憂地去推敲自己最在乎的事情。

這能幫助你改善現況，得出能應對眼前情況的想法，保有你的穩定狀態，同時不妨礙你現在的身分，一定會有你意想不到的選擇和方案。時間、尊重和信任是你最好的盟友，讓你可以按照自己的步調去接納另一個現實。

你確定嗎？

第一時間不相信壞消息是一種自救的本能反應。「懷疑」為你創造了反思的空間，爭取一段往往能讓人找到合適解決方案的時間。

試想有人提醒你，你有個親人情況很糟，對方察覺到有些不尋常的轉變，情況可能在一段時日後，危害到你親人的健康和自主能力。

你沒有對此表示什麼，但當下感到十分不安。你覺得如果這些改變千真萬確，很多事情可能就會方寸大亂。這個消息在你心底投射出一個遙遠的未來場景，坦白說，你很悲觀，內心六神無主。

接下來，其他念頭像是馳援一般，排山倒海送上令人比較安心的想法。

它們的速度同樣來得很快，並與現實討價還價，想把潛在的危險隔絕在外。這些想法告訴你：「不要擔心，一切都還沒確定。保持距離，不要急躁，別貿然採取行動。你真的可以信任告知消息的人嗎？他們這麼說有客觀的證據嗎？難道沒有其他的理解方式？這沒什麼，沒什麼好擔心的，說不定情況只是暫時的，也許可以自行改善。」最後，你對自己說：「我無法相信，一定有什麼誤會或是其他的解釋……」奇怪的是，這些沒有答案的問題反倒讓你感到安心。你的身體放鬆了，你的反應不再那麼衝動，你站在原地，沒有逃避你顯然不願聽到的說詞。

這一切都發生在你的腦海中，當下沒人發現到這一點。你不動聲色、不置可否，甚至還可能帶著笑容。內心深處，你感到懷疑，不願輕易相信別人告訴你的消息。你往後退了一步，避免陷入對方說法所造成的不安之中。在這種不確定的情況下，你找回了些許的穩定和安全感，幫助你繼續走下去。

你至少可以對消息的三個層面提出質疑。首先，你可能不相信對方，你懷疑這位「報信者」。其次，你可能質疑親人遭逢重大變故的可能性，你心想：「的確，這有可能發生，我知道有人曾發生這種情況。但是對他來說，情況根本不一樣……不可能發生在他身上，至少不是現在。」你質疑這則消息根本與親人無關。最後，你可能完全不相信這個消息，無論是相關性或真實性；看待事物的方式絕對不止一種，你告訴自己：「科學也可能搞錯。」你甚至會認為某種疾病其實並不存在。

以上這些質疑讓你避免受困在與自身情況不符的現實中，它們為你開啟了其他的思考方式。

質疑報信者

要宣布「壞消息」並不容易。如果某人發現什麼不對勁的地方，他可能會先猶豫片刻，才與旁人分享自己見到或感受到的事情。他可能需要花時間去思考告知的適當時機和得體方式。他會害怕別人聽不進去而無法取信於人，這是一定會出現的顧忌。他也可能擔心人們會批評他或責備他。有時候，他甚至寧願閉口不談。

因為擔心引起的種種反應，報信者可能會猶豫再三，直到某天才敢啟口。如果他是親人，他會因為情況太難忍或沉重，無法再獨自承受而開口；如果他是一位專業人士，他會因為這是職責所在而坦誠告知，他之所以宣布這個消息，也是因為他認為如果無法提供能夠治癒的醫療方式，至少可以幫助病人和病人的親友了解這是怎麼一回事，例如阿茲海默症就是如此。

無論開口的人是誰，天人交戰都在所難免。旁人不一定能夠察覺，但是這種掙扎絕對假不了，無論這個人是家人還是專業人士。難以啟齒使人支吾尷尬，而容易造成誤解。擔心聽者的反應，對於那些不得不開口報憂，說明情況可能會變得更糟的人來說，始終是壓力的來源。

報信者也可以是值得信賴的對象，但情況總有例外。根據你自身的經驗、知識以及和他的親疏，你可能會認為他杞人憂天，無法控管焦慮情緒，而且往往過於輕率地妄下結論。你對消息的解讀會因為你對這個人的看法而有所不同。這與你是否喜愛或尊敬他關係不大，更多的是你是否信賴他說話和思考的方式。

舉例來說，他可能是：

- 一個你知道會毫無原因長時間碎念和焦慮的母親；

- 一個在你眼中時常挑剔、執拗、苛求或擔心未來的父親；
- 悲觀或過於依賴的兄弟姐妹。在你看來，他們看待眼前的情況時不夠客觀；
- 你覺得態度可疑或多管閒事的遠房親戚或鄰居。你不知道這關他們什麼事，對這一切又有什麼期待；
- 一個你並不完全信任的醫療從業人員。你的疑慮可能與他的能力、他的做事方式或他在體系中的地位有關。但你也可能根據某些經驗或是自己的信念，而廣泛質疑他所代表的形象。

所有事情都可以用不同的方式來解釋，每種情況都無法一概而論。其中最重要的，是留意你對報信者的看法，如何影響了你對訊息的接受度。因為在完全相信一個人之前，你的本能反應可能就是質疑他是否可靠。

質疑這與親人有何關係

現在假設一下，你信任這位報信者以及他說明情況的方式，但如果他告訴你，你父母中有人罹患類似阿茲海默症的神經退化性疾病，你的一個子女罹癌，或者你的兄弟是傳染病或遺傳病的帶原者，你還是會無法全然地相信他。這種最初難以置信的情緒完全合乎情理也無可厚非。

很多人都有這樣的經驗。接獲壞消息的那一刻，時間彷彿靜止，這是很正常的情況。該如何接受令人無法接受的事情？如你所知，你必須從已知的情況抽離，才能夠去思考另一個新的情境。但就目前來看，你根本無法辦到。這需要時間，需要一段時日，你才能走上自我調適的道路，習慣正在發生的事情。

接下來，你開始心生懷疑，你覺得有必要對新的局面持保留態度。這一階段在接受的過程中也很正常，特別是你對這些疾病的印象和你對親人的感覺全然不同。想像一下，你當時想起了一位患有阿茲海默症的舊識。在你的印象中，他健康惡化，整個人失神瘋癲，經常胡言亂語並毆打自己的親人。你就是無法相信，每個週日和你一起玩拼字遊戲的親人會得到這種病。對你而言，這完全無法想像，你心想一定是搞錯了。然後，你會向有名的專科醫生求診並徵詢各方意見。由於沒有任何診斷可以百分之百正確，所以你總會找到一個說你想聽的話而且可以讓你放心的人。唯有時間才能提供你無可置辯的病況消息，幫助你逐步了解事情的真實情況。

質疑訊息的正確性

還有一個更加令人困擾的不確定因素，那就是質疑疾病是否真的存在，或者懷疑用藥是否恰當。現代的西方醫學採對症下藥，在診斷和開立治療處方上均卓有成效。不過，這些隨著臨床研究和衛生主管單位的建議會推陳出新，過去曾經很可靠的判斷也並非不會改變，某些阿茲海默症用藥不再開立的情況就是如此。

另外，社會和信仰可能改變人們的想法，而人類在過去數百年來壽命的增加，也帶來了新的疾病。

於此同時，傳統醫學或東方醫學對於某些疾病也會提供不同的診斷。每個人對事物都有自己的看法，有些可能會引起你的注意，因為那更符合你的思維模式。好比論述神經退化性疾病是否存在的各種解釋，對於認同其中某種解釋的人來說都是利弊互見的。我的主張並不是要支持某種說法，而是要擴大立論的基礎，也就是去衡量「懷疑」的價值。「懷疑」的作用在於將令人不安的現實隔絕在外，好讓你可以與自認最重要的東西保持聯繫。

這麼做的用意，是在衡量質疑的這段時間，是否真的有助於提高生活品質或建立融洽關係。

有效的治療

聽到親人罹病或喪失自主能力，每個人的反應都不盡相同。這取決於告知的人、他告知的方式、「訊息」的性質，當然還有接收訊息的人是誰。

就算發現有「某種不對勁的現象」，也不代表所有的事情都很篤定。有時，不確定會令懷疑更加強烈。質疑可以安撫那些接獲訊息卻無法相信，或是寧可停留在事物不變秩序中的人。在獲得確切答案之前的時間裡，這能幫助他們找回足夠的信心去面對改變並坦然走下去。

對有些人來說，僅僅是一絲懷疑就足以促使他們採取行動。「一分鐘都不能浪費」，他們告訴自己。他們認為盡快採取行動、制訂方案並確立作戰計畫十分重要。他們重視的是將所有機會都放在有勝算的一方，避免讓可能惡化的局面乘虛而入。

貝爾納的情況就是如此。他負責照顧母親，後者出現類似帕金森氏症的病徵，以及阿茲海默症可能造成的記憶和方向感的問題。貝爾納確實發現母親的性格有些改變，但很難想像這會是一種無法治癒的神經疾病……他不明白醫生告訴他關於路易氏體的一切，但對他來說，這其實不是最重要的事情。他很快就打斷醫生：「好，我會負責，但是病情如何？還有多少時間？應該怎麼做呢？」醫生明白他要讓貝爾納失望了，但在今天的家庭諮詢中，他也只能掌握到這麼多。當然，這不是迴避問題，也不是要隱瞞他母親，但是毫無根據地妄加臆測可能弊大於利。醫生建議預約下次看診，但會是在電話中進行，屆時他再回答貝爾納的問題。

貝爾納這樣的照顧者十分主動積極，他們習慣掌控一切。對他們來說，沒有感情用事的空間，至少當下沒有。但這不代表他們沒有情緒，恰恰相反，只是情緒不是最要緊的事，也不應該成為採取緊急行動的障礙。

積極主動的照顧者知道如何快速更動優先事項，他們習以為常，他們知道如何做出決定，也不怕突發狀況。但是他們需要預先準備和計畫，進行安排並擬訂行動方案。他們需要快速展開規劃，在面對令人感到不安的不確定因素時，需要考慮得更周全，藉此找回掌控一切的感受，特別是安全感。

這是他們照顧親人的方式：在身旁陪伴他，表達他們就在身邊，證明他們參與一切。他們就是透過這種方式，含蓄地表達了自己的關愛。

而這位親人，如貝爾納的母親，可能還因為這個消息而感到震驚、錯愕，幾乎不知該做何反應，就像是魂不守舍般，除了被動承受之外別無選擇。在內心深處，親人馬上會想到未來可能發生的最壞情況，這令他十分痛苦。因為無法坦然說出內心感受，他可能其實並不同意旁人在沒有徵詢他的情況下，擅自替他說話和決定。在身邊說什麼「為你好」的勸誘，都會令他感到害怕。在書中的其他章節中，我們還會提到這樣的情況可能導致反抗和衝動，使得積極主動的照顧者在陪伴的過程中感到非常沮喪。

這裡必須強調，在積極主動的照顧者面前，如果親人聽見他們在談論自己，但卻幾乎從不過問他的意見，會是非常痛苦的經驗，尤其在診斷或追蹤阿茲海默症這類神經認知疾病時更是如此。為尊重病人獲得正確訊息的權利，提供照顧者個別諮詢，向來是對雙方都有好處的方式。

不過，這裡所提到的積極主動照顧者，還是必須在情況允許下迅速介入。面對疾病或危險，他們願意不惜一切代價去對抗，防止病情惡化，把所有康復的機會都放在有勝算的一方。無論是何種考驗、病情診斷的憂喜，甚至是從前對某些治療師或治療方法抱持的立場，都無法動搖這種鬥志。

親人的處境成為優先考慮的問題，他們願意做任何事只為了回到過去，絕不屈服於疾病或是親人喪失自主能力的可能性。

秉持這種想法，有些人會向最好的專科醫師求診，預約最知名的醫療中心，認為「百家爭鳴勝過一家之言」，就像貝爾納一樣。重要的是什麼都要嘗試，尋找一種能夠「奏效」的治療方法自然成了當務之急。

面對被形容為不治之症的疾病，有些照顧者甚至會暗自遺憾為何不是「其他疾病」，因為他們認為「如果是癌症，反而比較單純」。例如貝爾納可能會在電話裡說：「我母親可能會因為化療而嘔吐或掉髮，但至少我們可以做點什麼，知道該如何面對，陪伴她好起來。」比起一些「能治病的特效藥」所造成的痛苦或副作用，無能為力和不確定性反而更令人痛苦和難受。

於是，積極主動的照顧者會說服親人參與研究計畫和治療試驗。這些嘗試值得肯定也很重要，是促進科學進步毋庸置疑的做法。參與之前，最重要的是充分體認背後的期望值，以及可能對病人和護理人員造成的不便。殷切期盼出現一種可以挽回局面的奇蹟藥物，可能會讓人對研究計畫及其影響所造成的身心疲憊視而不見。此外，還需要衡量預期效果是單單涉及親人還是攸關未來世代。如果兩者皆是，我們必須再次給予肯定。這裡的關鍵是要知道大家必須付出多少代價，以免最後事與願違，造成關係生變或影響生活品質。

尋找支持性治療方法的家庭，往往也會同時求助於綜合療法、傳統醫療、身心甚至是精神療法，用意在集結所有精神力量和能量同心協力，努力促成星象圓融、步調一致、能量和諧，好讓它們達到救命的目的。理性之人會嘗試不同建議，同時主張謹慎為之。但每個人、每個家庭都有自己的信念，只要這麼做可以帶來希望，無論多麼渺茫，都不會有人想要放棄，即使是最鐵齒的人。面對這種情況，最重要的莫過於尊重、陪伴和保持聯繫。但請注意，在追求希望的過程中，一定要衡量親人和照顧者的疲勞程度。這種希望有時合理、有時不切實際，甚至會對關係的穩定造成傷害。

照顧者在不自覺中也會想要嘗試各種辦法，以免日後因為沒有嘗試而後悔。這是一種避免歉疚的方式，有時很難察覺卻又極具殺傷力。

另一方面，親人的疾病有時會造成生活習慣和生活方式的徹底改變。對親人和他身旁的親友來說，疾病體現出別的意義，重新回歸到看重本質的基本態度。照顧者對自己的工作、住處、付出、飲食和照顧身體健康的方式、睡眠品質及人際關係的可靠性等，提出質疑的情況並不少見。這裡的主要用意是去理解，親人的疾病會對他身旁的每一個人產生影響。

本章提到的每一種做法，都事關患者和整個家庭的健康。它們呼應的是一種近乎「生死攸關」的動員，用意在掌控局面，就像專業人士所說的

「做一個照顧的實踐者」。這也是照顧者向親人表達自己非常在乎對方的一種方式，是一種表達「我愛你」的方式。除此之外，要時刻留意將生病的親人納入這個過程，讓他盡可能身處在涉己事務的中心。

無論如何，親人的病痛總是會令人不安，迫使你重新審視自己的優先事項。它迫使你去改變，這不見得是壞事。過程中，你可以不時去正視過去被你擺在次要地位的深切渴望。這是個你寧可永遠都不要出現的正當理由，但它最終還是在適當的時間出現了。

他不努力

當某個親人身體不好或需要你的時候，你會感到擔心並採取行動。你希望他能好轉，你願意為他做任何事，通常不惜一切代價。

你很了解他，你觀察他的每一個反應。你比誰都還了解他可能需要什麼和他難以啟齒的要求。

你到處打聽，在網路上蒐集資料，與不同的人交流，向專業人士尋求解決方法，付出一切努力，目標只有一個：讓自己的親人好起來，或至少能夠好轉。

但就算做了那麼多努力，你卻還是沒能如願。有時，親人沒能幫上忙，他似乎一點都不想努力，還讓你所有的付出功虧一簣。你不指望他什麼都做，但至少可以參與其中。你希望他和你達成共識，願意接受你的幫助。當你看到他袖手旁觀，不願改善健康，不想採取行動，有時甚至做出可能讓事情更糟的行為，總會令你很生氣。這種無助的感覺會讓你既想哭又想大聲斥責。你想要他振作起來，讓他明白，要他付出努力改善自己，這些在你眼裡是那麼地天經地義。於是你到處尋找靈丹妙藥，想要刺激他，讓他明白，重要的是要積極主動，把握所有可以好轉的機會。

不一定會有奇蹟發生，這一點你很清楚，不然你早就可以不必黯然神傷。相反地，在這種情況下，了解你們之間的問題可以提供你一些線索，幫助你從另一個角度看待問題，或是掌握找到出路的鑰匙。發現其他的選項、其他的蹊徑，幫助你調整自己的做法，讓他和你都可以變得更好。

你的結論是你束手無策。當你因為無法如願為親人付出而感到沮喪時，你幾乎要怪罪於他，而且怒不可遏。你刺激他，希望他有所反應，但是你越是刺激他，你就越是覺得自己無計可施。最後，他確實有所回應，但卻不是以你想要的那種方式。

可是你知道究竟是什麼讓你付出這麼多嗎？你到底想從親人身上得到什麼？在努力為他好而付出一切的過程中，你期待的是什麼如此重要又必不可少的東西？

這些都是很難回答的問題，不一定非得在此時此地得到所有的答案。對有些人來說，是因為想要回到過去；對於其他人來說，原因是不希望因為沒有全心付出而感到內疚；而有的時候，就只是為了不要被親人遺忘，並延續一段穩定的關係；在有些極少見的情況下，則是要親人為了過去傷害你的態度「付出代價」。在閱讀本書的過程中，你可能還會發現其他答案，它們與你的處境不謀而合，並在適當的時候讓你得到啟發。

不過，我現在想給各位看看瑪汀的答案，她的真實遭遇也許讓你有感而發：

瑪汀照顧罹患慢性心臟衰竭的丈夫，後者經常呼吸不順，血壓和糖尿病情也不穩定。但到頭來，似乎她才是真正痛苦的人。她總是害怕丈夫出現失償心衰竭，害怕他呼吸困難。而她的丈夫，只要能在沙發上待上一整天，一切就算是功德圓滿。他最喜歡做的事是：翻閱去年的雜誌來滿足自己的閱讀樂趣。這種態度令瑪汀非常惱火。和自己的丈夫一樣，瑪汀也聽見醫生表示從事適度運動、健康飲食和平靜生活的必要性。她堅持要丈夫從事各式各樣的活動，但他都不願意。比如說，他可以走走路，這對他有好處，但他就是不肯。瑪汀覺得丈夫有點過分，尤其是當他和瑪汀爭論自己的消極作為之後，竟還到陽台上抽菸「紓壓」。但是只要當兩人終於走出家門時，丈夫還是很開心，甚至表示這對他有好處，但這費了好大一番功夫！瑪汀心想，看在她為他付出這麼多的份上，他至少可以努力一點。

在個別諮詢的過程中，瑪汀崩潰了：

「我怕疾病進展得太快，我不希望他的病情惡化。我不忍心看見他這麼消極，我甚至覺得他已經快要離開了。我告訴自己，如果我可以激勵他，他就不會這麼快失能，至少我已經盡我所能去幫助他了。只要每天適當運動，他甚至可以改善呼吸的情況。所以當他拒絕的時候，我真心覺得他是故意的，而且他越來越常鬧彆扭。我再也無法堅持下去了，這讓我很害怕，也讓我很痛苦。女兒回來的時候就責怪我，說我的方法不對。只要女兒在，我老公什麼都說好，只要是我就門都沒有。但是我已經盡我所能來照顧他了，我向你保證……」

她當然竭盡所能了！甚至還超越了自己的極限。她不知該如何是好，她想挽救自己的丈夫，但有時強硬的態度會在不知不覺中讓丈夫覺得為難。他覺得自己被騷擾、被迫害，於是就刻薄地反對她。瑪汀覺得自己被困在一段令人煎熬的關係裡，她希望丈夫能肯定她的付出，但事實卻剛好相反，這讓她的自信心和自尊心日漸土崩瓦解。

為了說明這種現象，治療師會運用一個叫作卡普曼地獄三角（triangle infernal de Karpman）的模型，名稱源自提出該模型的作者，但通常是應用在其他的情境中。為了理解這個可以幫助你界定自己的概念，請想像一個等邊三角形，每個頂點都代表一個角色：「拯救者」、「受害者」或「迫害者」。當兩人之間的關係被「局限」在這個三角模型的時候，雙方可以承擔所有角色，並根據對方的反應一一加以扮演。

以瑪汀和她的丈夫保羅為例。起初，保羅是個「受害者」，這可想而知，他是個病人。瑪汀將自己界定為「拯救者」，想要幫助他，甚至暗中希望能協助保羅痊癒。當她試圖進一步激勵保羅但遭到抵制時，她成了一個「迫害者」，保羅生氣了，更加激烈地反對她。此時，換保羅成為「迫害者」，而瑪汀就成了保羅暴躁態度下的「受害者」。保羅可能會意識到這一點，而且因為對瑪汀有感情，所以他可能會回來求和，試圖安慰她並請求原諒，此刻，他就成了「拯救者」。這種關係在夫妻之間經常出現，顯然沒有什麼不正常的地方。但是當照顧者堅持扮演「拯救者」甚至是「迫害者」的角色時，事情就會變得相當棘手。照顧者將自己暴露在許多痛苦、挫折及矛盾之中，但是，當你一心只求親人好起來的時候，你還能怎麼做呢？為了確實了解情況，在你「激勵」你的親人之前，不妨先問自己四個問題：

- 親人是否身陷危險或可能危及自己的安全？如果是的話，你無疑必須採取行動；不是的話，請問自己以下問題：
- 親人有提出什麼要求嗎？他是否曾以任何方式表達需求？這個問題

的答案可能就足以引發討論。他也許沒有提出任何要求，但是醫療專業人員或周遭其他人士可能提出了建議。這裡就出現了第一個難題，因為這種矛盾的強制要求往往會令人感到很不舒服。如果你的親人沒有明確的要求，請盡量暫時停止介入，最起碼要先找到一種能夠博取他信任和同意的方式。如果對方有提出要求，請問自己以下問題：

- 我可以滿足他傳達出的請求或需要嗎？我有辦法、有能力嗎？如果沒有，請求助能夠幫忙的人；如果有，請問自己以下問題：
- 我真的想要滿足他的要求，滿足他表達的需要嗎？是現在還是以後？如果不想，請盡量不要馬上答應，尋找一種折衷方式向你的親人說明，引導他去尋找可以幫忙的其他人。如果可以做到，那麼你就可以在確保感情和睦的情況下，來滿足他的要求。

這些問題很簡單，答案卻不見得如此。根據自己的情況，運用三角模型以溫柔、道德和細膩的方式，來逐一審酌個別情況，顯然是必要的功課。

盡力在有任何懷疑的時候向自己提出這些問題，這通常有助於遏制某些可能導致緊張或爭吵的行為。請接受自己不能掌控一切。你的親人可能會拒絕接受幫助，而最困難的部分，就是在尊重他的同時，放下你內心的失落感。沒有什麼是注定的，一切都可能改變。過程中，你可以釐清自己如此熱切想要幫助他的動機。了解自己的動機才能透徹地了解自己，並且認識自己的需求是什麼。這是善待自己並勇於面對自己的第一步。這在一開始並不容易，需要勤加練習。

接下來，你就可以明確衡量你的需求與親人的需求之間，有時會產生多大的落差。這可以幫助你更聰明地陪伴你的親人，同時避免徒增不必要的緊張氣氛。

有時我會失控暴怒

你在幫助一個需要你的親人，這是既成的事實。你陪在他身邊，這對你很重要，不管是哪種方式的陪伴。然而，當情況不如人意的時候，你有時就會失控暴怒。

每個人都會失控，但是每個人也都會不自覺去批判這種常見行為的對錯。當你失控時，你會責怪自己，這當然也是無可厚非的事。

憤怒首先是一種情緒，能宣洩巨大能量並具有形體，可以移山倒海，扭轉局面。暴怒可以讓你大聲說出自己內心蓄積已久的感受，在那一刻，你不會去思考自己的行為是否恰當，而這絕對不是你的問題。怒火必須找到出路，無論以何種方式。對此毫不避諱的照顧者常說：「這可以紓壓。」

的確，你當下的感受太沉重、太礙事、太挫折，有時太過痛苦，而讓你無法深藏在心裡。也許長久以來，你一直讓怨恨累積，讓怨恨默默地啃噬你。然後，只需要一點星火，就足以讓它不受控制地「爆發開來」，讓壓力得到釋放。不管接下來發生了什麼，在那一刻，它能否宣洩對你來說幾乎性命攸關。了解這一點是個好的開始，讓你可以迅速找到其他方式來釋放自己，降低緊張氣氛。

根據憤怒的成因來理解這種憤怒，往往不是解決問題的辦法，它會讓你產生一種錯覺，認為只要沒有發生這些事或是沒有這些人，一切就會變得更好。但事實上，情況可能有所不同，但是好是壞，沒有人真的知道。面對相同的情況，每個人都會有自己的反應，一切取決於當事人有多疲累、經歷過什麼、期盼些什麼，還有他的為人，如此而已。你的憤怒比任何事物都更能說明你的為人。最終，它會把關於你的一些重要訊息開誠布公，指引你善待自己的方法。有些事情本來就不容你置喙，沒有人可以掌控一切，這十分令人沮喪，而這本身就是一個令人憤怒的原因。

事實確實如此，所以最好的方式是專注在自己能力範圍內的事情，衡量自己的個性和資源，找尋符合你能力的可行之道，主導事態的走向。要知道，你能迴旋的餘地遠比你所想的大得多。

你可以先用善意的眼光去觀察，按照自己的步調，留意是什麼讓你備感壓力，還有背後最深層的原因。

因為壓力不僅是一種狀態，它同時也是一種症狀，說明你的期望與現狀有出入。它是一個信號，指引你最根本需求的所在方向；認清它們，傾聽它們，聽從它們的聲音，即使你當時不見得能夠滿足它們，但這已經是很重要的一步，可以讓你徹底平靜下來，而且時間比你所想的還要長。

他人需求和自我需求孰輕孰重

對於我所遇到的一些照顧者，有些情況一定會令他們生氣。就在他們想去別的地方、做別的事情、實現其他的計畫時，親人剛好有求於他們，這時怒氣就會爆發開來。然而，親人的求助十分緊急，打亂了他們的主次排序，這不但令人感到沮喪，同時還迫使他們必須重新安排生活。事實上，如果這種情況一再出現，就會令照顧者覺得自己沒有受到尊重，包括他的生活步調和需求。這是一種失衡的關係，長此以往將會逐漸積怨。關於這個問題，柯蕾特現身說法：

「每次他打電話來煩我，我就很生氣。對他來說，每件事都很緊急，但他從不去弄清楚我當時在做什麼。我不會每次都義正詞嚴，但是到頭來苦的是我自己。我希望不用我告訴他，他就能自己弄明白，我也有要緊的事情要處理，我希望不要被打擾。」她非常冷靜地娓娓道出，態度「像在宣洩情緒」，因為她知道「反正事情不會有任何改變」。

生氣、提高音量或是聳肩，通常是她表示「不」或「我不同意」的方式。她藉此彰顯自己的存在，當然，即使她最後還是做了對方要求的事情。

對方予取予求所導致的必然性憤怒，說明了我們需要遵循自己的生活步調。

露西爾的情況也是如此。她很樂意陪在母親身邊，但最好是星期天。於是她「保留」了星期天，負責處理母親的文書，安安靜靜地陪她一會兒。在其他的日子裡，她希望不要有太多電話打擾，能夠安心工作，照顧好同樣需要她的子女，和丈夫一起從事一兩個活動。這無關自私，她愛每一個人，喜歡和每一個人相處，她只是希望有人可以理解，她也需要安排自己的時間，規劃自己的生活。她不可能同時面面俱到，結果導致她最後很容易態度不佳或發脾氣。她暗自希望有人偶爾可以出面協助，不用她開口，也不用擔心自己處理不好會發生什麼後果。此時，憤怒是個真正具有意義的信號，它表明她的忍耐度正在下降，她需要休息，需要獲得幫助。明白了這一點之後，露西爾開始思考「還有哪些其他方式」，因為她很清楚「這對每個人都很重要」。

怪罪疾病

對於有些照顧者來說，憤怒是一種比較強烈、持久的不滿情緒。問題的根本並不總是那麼明顯，也無法在一開始就清楚表達出來，但緊繃的氣氛可想而知。他們像是「遭到妨礙」，一心想要事情能有所轉變，想要盡一切可能扭轉局面。面對親人，他們最真心的願望是「讓他回到從前的模樣」，「或至少不要變得太糟糕」。他們就像是撞到了玻璃天花板，竭盡所能、耗費心力，卻無法達到他們難如登天、不切實際的目標。這種情況無法擺脫，令人深感不平，也讓人非常沮喪。他們感到無能為力，幾乎無法諒解自己的親人，覺得如果對方能明白就好了。有時，他們也會對自己生氣，不滿自己過去或現在做了什麼或沒做什麼，對所有大小事都看不順眼。他們多半會遷怒於命運，怪罪於疾病，還有剝奪了他們親人自主能力、踐踏了他們未來的不明冤屈。

他們為親人設定的目標是「希望他好起來」。但這往往不切實際，因為他們不可能完全掌控自己親人的人生和未來，他很可能永遠不會康復，永遠不會好起來。明知如此，他們卻還是懷抱希望，相信堅持下去能讓這一切都有意義。

怪罪過去

另外，有些照顧者長期遷怒親人，任何大小事都怪罪對方：氣他們「在沙發上坐得太久」，也氣他們「獨自外出」；氣他們「動不動就打電話過來」，同時也氣他們「冒著做傻事的危險獨自過日」，還氣他們「沒有盡快向自己求助」。說白了，就是他們再也無法忍受了。

事實上，他們希望自己的親人對他們言聽計從，同時不要做出任何需要進一步勞駕他們的事情。他們的目的就只是陪伴親人，「因為這是義務」，即使他們對此並無自覺，但過程要盡可能別太費事。換句話說，就是要減少心理負擔，才能騰出時間去從事和體驗別的事情。

有時，疾病會讓過去沉寂太久的憤怒爆發出來。

泰芮莎有天表示：「現在他比較虛弱，沒辦法再扮演一家之主。說來悲哀，但是我的權力越來越大，我也欣然接受。我必須承認，我相當喜歡這種感覺。我不常談論這些事情，但是說實話，我已經隱忍夠久了。過去他總是心不在焉或是很疏遠，所有事情都得由他決定，我從來沒有置喙的餘地。他有時也會出差，一出門就是好幾天……我從來不想知道他要去哪裡。我不知道為什麼要告訴你這些，但現在只要他不聽話，只要他無法順利進食或是大小便失禁的時候，我就會對他大發雷霆。我還是會對自己過意不去，因為我知道這不是他的錯。但是坦白說，這讓我如釋重負！旁人是無法理解的。有人提議要幫忙的時候，我也會不高興。照顧很辛苦，但我想繼續這樣下去，我不希望有其他阿姨來我家為他盥洗，就是這麼簡單。我覺得自己好不容易才拿到了決定權，決定自己想要什麼或不想要什麼。他不值得我們為他付出一切，我也不想賣掉自己的房子來幫他負擔一間舒適的養老院。我的幾個孩子也受夠他了，我希望不要有人去打擾他們，他們也有自己的人生。」

泰芮莎並不是一口氣就把這些話全都說出來。有時，她甚至會使用一些她覺得很不好意思，但一提到丈夫就會脫口而出的憤怒字眼，她就是無法控制。現實有時比書本內容更加殘酷。這些情況像是犯了什麼大忌，但卻比我們所想的還要常見。然而，在某些無能為力的情況下，能夠表明過去有些東西需要修補，有一種特別不容易的親密陪伴需要完成，是相當重要的事，這沒有什麼好評判或譴責的。但是必須特別小心，還要保有一處空間，讓人可以說自己的經歷，找出其中的意義，並提出其他的解決辦法。信任、關愛和安全感構成了關鍵詞。因為在這些病態的依戀背後，無論男方或女方，他們都有各自的苦衷。密切的陪伴，專注的傾聽，為意在言外的沉默保留空間，是相當重要的事。「陪伴在身邊」，透過求助專業人士，單獨或與他人親近或遠距離地相伴，始終是最重要的。

把對方的憤怒留在原地

你也許會遇到周遭親友的各種脾氣。你該如何面對、如何反應，如何堅定立場，同時不因別人的憤怒而失控？也許該做的第一件事，是把這種憤怒的宣洩保留在一個被允許、看起來最適當也最安全的空間裡。

盡可能尊重和保護憤怒情緒的表達。在那個當下，說什麼（幾乎）都不重要，總而言之，這不是我們所能控制的。盡可能在專注並保持冷靜的情況下，讓情緒徹底宣洩，這往往是最好的解決方式。憤怒的情緒會影響你，本書之後會說明如何關照心中的感受。但首先，請盡量不要把事情放在心上，而是把你的注意力放在對方的不滿上。無論對方說了什麼，憤怒永遠是關於宣洩的人和他的感受，與你和其他事情無關。

明白憤怒是人之常情，就不會去阻礙它宣洩，同時也會明白，在某些時候，憤怒必然會煙消雲散，隨之而來的是其他的溝通方式。在那一刻，付出時間去安撫和關心，就能發現隱藏在憤怒背後的真正需求。

這種情緒也可能會反過來令你無法喘息。請盡量找到最理智的宣洩方式，散步、運動、園藝、甚至做家事都是很好的。

接下來，請試著感受這種情況可能對你造成的影響，它揭露出你的哪些需求？你可能會想要說「不」、「停止」、「夠了」，然後劃訂界限。有時，無能為力是一種需要掌控和安全感的表現。對其他人來說，這種窒息感所體現的，是對自由和尊重的強烈需求。所有的憤怒，哪怕是對旁人暴怒的反應，背後都隱藏著對你來說最重要的東西。認識這一點，本身就是一個很大的進步。

幫忙？目前我還應付得來

你親人的狀況不好，這毋庸置疑，你覺得照顧他需要你付出越來越多的心力。有時候，你精疲力竭，缺乏動力而且士氣低落。每一天、每一晚都得耐心安撫對方，這讓人疲於應付。

知情人士建議你尋求幫助來改善情況。「協助照顧者」是非常熱門的話題，大家都在談論。然而，你不明白這一切如何減輕你的負擔。面對這些建議，你覺得自己有點被人否定，甚至不知如何是好。僱用居家照服員代表要完成更多的行政手續：尋找「合適的人選」，說明你對他們的期望，權衡種種限制來安排他們到府的時間，關注他們是否出勤和工作執行的情況，還得要發薪水給他們……光是用想的都讓你疲憊不堪。繼續像以前一樣，盡你所能來解決燃眉之急，你終究還是可以應付得來，至少目前是如此。你真的不想再攬別的事情。

在這種情況下，你只想說：「謝謝你，但沒關係，我還能應付，不用擔心。」對方的提議的確讓你很感動，你覺得自己的苦衷被人聽見了。但是，有幾個理由使你拒絕對方。這些人不可能每一個都能隨時隨地聽見或理解你的難處，但他們還是相當令人敬重。然而弔詭的是，拒絕幫忙最常見的理由是因為覺得「太累」而不願尋求協助。當你覺得自己受到的制約已經夠多的時候，可能就不會想要再無端攬事。你可能也想要繼續發揮自己的用處，不願覺得自己置身事外甚至被人指指點點。另外，你心底也希望維護你和親人的隱私和關係，無論你們是何種關係以及你有什麼期望。

按自己的方式自在行事

看見你的辛勞和疲憊，有些人想要伸出援手。他們提供建議，讓你能在對彼此都好的情況下陪伴你的親人。他們懷著盛情美意，建議你「安排」打掃阿姨、護士、居家照服員，還有購物或餐點外送服務，或者是一位園丁……你立刻心想：「有完沒完？那我在這裡面算什麼？」一想到大批人馬即將侵門踏戶，你就感到惶惶不安。一提到這些幫手，你腦中就會浮現一大堆麻煩。是誰？什麼時候要來？要幹什麼？為什麼？問題接二連三。你向親友打聽他們的心得，有人表示自己把時間都花在等待幫手上門，因為他們從來不會準時現身，甚至根本就不來，而且也很難知道對方是誰，並不是每一次都是同一個人。這一切在你看來，與其說是幫忙，不如說是約束和麻煩，這讓你更加篤定自己不想要幫手。

你已經可以預見，這些照服人員的工作表現不會令你完全滿意。你習慣了「親力親為」，管理好自己的事情、仔細挑選購買的食材、清楚知道你為親人準備了什麼餐點。對你來說，重要的是要做對事情，而且最好是用你的方式。你顯然不想改變自己的習慣，光是「改變」這個念頭就讓你感到疲累和憂慮。

有了這些人，你還能做什麼？你有種感覺，沒有人知道你在做家事、從事園藝、下廚和購物的時候，其實心裡感到很舒坦。雖然看起來很矛盾，但你的確能從中獲得釋放，讓你覺得自己有點用處。行動替代思考，會讓你覺得舒心暢快，並宣洩出心中的不滿，這其實幫助很大。

發揮用處，獨當一面

你覺得自己已經盡力了，而且坦白說，也盡可能做到最好了。有的時候，你確實需要傾訴過程的艱辛，說說親人有時脾氣很壞，或者表達你有多累。當你表達自己的想法時，你希望被傾聽，希望大家能表示同情，或至少能體諒你、鼓勵你，只要如此，你就有更多的動力重新開始、勇敢面對。

有時，你也會覺得別人在對你品頭論足。你聽見他們說：「你累壞了。」而你的理解是：「你已經無法勝任了。」對於身處第一線的你來說，這十分令人不安。你不再奢望得到肯定或是重視，你甚至不敢再「發牢騷」，因為你知道唯一的答案是：「去安排幾個幫手。」甚至更糟糕的是：「你有考慮送療養院嗎？」而這正是你想要避免的。你知道人們這麼說是為了讓你好過一點，但是你現在聽不進去。你打從心裡覺得自己成為眾矢之的卻束手無策，這令你回想起一個非常熟悉的感覺。你一再告訴自己，你無法勝任照顧工作，你總是過猶不及、不得要領。於是，你繼續保持沉默，任由旁人「過他們想要的生活」，不要「太麻煩他們」。你寧可對自己的苦衷隻字不提。

知道你的辛苦和你「毫不保留」的付出，會讓那些關心你的人感到憂慮，這一點多少有些幫助。他們擔心你和你的親人，他們害怕你出事，所以想要保護你，照顧你，讓你知道他們總會在身邊陪著你。

但也許你的要務是告訴他們，你最需要的是他們認可你的身分，重視你的付出，對你表示信任，接納你的參與而不是取代你，同時讓你安心。最終，你會接受任何伸出援手的人，就算他們不喜歡你、甚至不愛你，但只要他們尊重你就夠了。

維護家中隱私

在討論居家照護人員的時候，信任、尊重和認可特別重要，因為這些人很特殊：可以進出有人居住的住宅。這種登堂入室的行為非同小可，必須獲得邀請才行，否則就形同「私闖民宅」，算是一種非法入侵。許多照顧者因為「不願家裡有外人」而放棄求助於這些幫手，他們覺得自己「受到打擾」。這完全情有可原，而且顯然也並非毫無根據。

家是每個人都能感到放鬆的場所，在家中，我們可以真正地做自己，「自然不做作」地享受只屬於家人之間的歡樂、親密關懷，並且展現自己脆弱的一面。「在家裡」讓我們很自在，不需要偽裝。但是要在第三者面前、在自家環境下，允許自己表現出這種態度，必須要有堅實的信任基礎，同時建立足夠緊密的聯繫，才能擁有安全感，這並非一朝一夕就能實現。如果照護人員都能嚴守祕密，尊重家中的成員和習慣，過程會比較容易。要想獲得接納，他們就必須在進一步行動之前，去懂得傾聽和理解、感受和適應、審視和觀察。他們必須更加關注僱主的期望而不是需求。只要表現出同理心，認同既成的定局，不妄加評斷或表示原本可以有更好的結果，他們會更容易融入。這是一份真正的陪伴工作，需要很高的情商，而且可以創造豐富的人際關係，也值得被人重視。

維護關係的親密

但是人們不常說出口的是，「安排照護人員」意味著讓第三人介入親人和照顧者的關係之中，這並非自然發生或理所當然的事情。兩個人之間的關係是很特殊的二元狀態，沒有人能真正知道他們之間發生了什麼，尤其是當這段關係已經持續了很長一段時間的時候。

有時，當這段關係開始動搖，會有許多的眷戀和親近對方的需求，甚至是身體上的親近。就算沒有其他的接觸，餵食對方或洗滌衣物也算是一種聯繫；同住一個地方，也是在感受對方的存在，當然還有覺得自己並不孤單。這些都是為了保有讓自己安心的日常習慣，沒必要在外人面前公開。

在某些情況下，關係的牽絆很深而且錯綜複雜。過去的點點滴滴經歷了言不由衷、缺席、拒絕、言語甚至身體上的暴力，怨恨、不滿、背叛的感受可能已經積累已久。在你和親人的關係中，經歷的事情肯定比你想像的還多：對回憶的不同解讀、落空的期待、隱忍的放棄，有時還有讓人不知所措的巨大沉默。

有些照顧者覺得自己「悶」了很久。他們過去通常經歷了艱難的考驗，無論是非對錯，認為問題就出在自己的親人身上，或者對方完全沒讓他們有喘息的機會。事實上，自由、自主、信任、尊重，並不是用來界定一段關係的詞語。他們眼中的親人可能太疏離、太計較、太苛刻、太愛批判，矛盾的是又太過依賴他們，而且不夠深情、不夠令人放心、不夠包容、不會鼓勵他人，這都是牽涉到角色和關係的問題。相較實際上的需求，受照顧者往往會在某種程度上做得太過火。而照顧者來回於親近和排拒之間的矛盾情緒，會讓他們產生一種極為不安的感受，覺得自己錯過了一部分的人生。他們滿懷怨恨，因為害怕、羞愧或是感到羞恥，所以一直無法誠實傳達這種情緒。當他們與親人之間的感情如此親密和深刻時，要表達出怨恨確實不太容易。

於是，當疾病發生，親人日漸憔悴並失去自主能力時，原本的平衡被徹底打破。風水輪流轉，權力換邊站。

無論是否自覺，照顧者都會發現掌握權力比較容易，而且事實上這對他們有很多好處。他們不可能把這種感受告訴別人，再說這也不是什麼光彩的事。但是，他們會想要盡情體驗這如釋重負的時刻，他們終於有機會讓親人嘗到「自己種下的苦果」，雖然並不是真的想要懲罰他們，但他們至少可以按自己意思去做，並自行選擇要不要去滿足對方的期望。這些照顧者在釋放自己的同時，也減輕了痛苦，這對於重拾信心並成為一個更好的自己來說非常必要，問題是要做到何種程度，以及如何毫無差錯地兼顧自由並照顧脆弱的親人。

在這種情況下，一開始就考慮安排居家照護服務顯然並不可行。最重要的始終是創造一個善意的空間，傾聽和理解自己難以接受的情況。找到一個能夠體諒且不會指指點點的人談談，會有很大幫助。

有人提議送安養院，可是……

經年累月下來，你一直在照顧你的親人。他現在不一樣了，你都看在眼裡。你做的事情越來越多，他也越來越需要人協助。你越來越疲累，即使你非常不想承認。

你覺得負擔可能很快就會壓垮你，但你告訴自己：「只要他還有判斷力，維持現狀會比較好。」這是事實。即使他身體不好，即使你總覺得自己無法勝任，你也不認為在別的地方情況就會改善。情況永遠不會和從前一樣，的確，而且是全然不同。

有些時候，只要事情沒有按照你的意思進行，你可能就會祭出殺手鐧：

「如果再這樣下去，你就得去醫院、去醫療中心或是失能老人安養中心（Ehpad）。」你打從心裡覺得，這會危及你們兩人之間的平衡。有人提出了這樣的建議，你當然也有想過，只是你還沒有準備好。

這完全是觀感和費用的問題。因為你必須將自己對這些機構、對院內老人、對工作人員、對把親人「安置」在那裡的家屬，甚至是對管理單位的觀感考慮進去。但歸根結柢，其實還是費用的問題。這樣一筆開銷顯然非同小可，同時你也得冒著親人病情惡化的風險，為做出這樣的決定付出歉疚的代價。在接下來的內容中，我們假設你的親人罹患類似阿茲海默症的疾病，而有人建議你考慮將親人安置在失能老人安養中心，但是你還沒有準備好。

人力成本

你把申請資料放在抽屜裡已經有好幾個月了。的確，你還有一兩份文件沒有影印，不過明天就可以完成，但問題不在這裡，你真正缺少的，是送出申請文件的念頭。拖延有時是好事，可以讓你不必想太多，靜待「適當」的時機，如果真有這麼一天的話……

此刻，你的親人在你看來並沒有那麼糟。他的狀態穩定，可以在家中打理一些小事，而且還認得你，這對你來說是最重要的。

內心深處，你很害怕他的情況會惡化。誠如旁人所說：「生活上的依靠只要有任何改變，都可能造成這種疾病惡化。」這令你很不安。

你怎麼能忍心做出一個可能有害他病情的決定？尤其是在你付出了這

麼多之後。當然，你很疲憊，有些時候你簡直受夠了，但只因為這樣就去加速病情的惡化，導致親人進一步喪失自主能力，同時冒著他可能再也認不得你的風險……要承擔這些責任，你絕對辦不到。

儘管如此，你比誰都清楚，病情會一天天走下坡。你只是不想承擔責任，做出任何有利於頭號敵人——病魔的事情。如果病況急劇惡化或是出現偶發意外迫使你這麼做，你會再看著辦，但現在，你寧可不去想它。

大多數照顧者表示，「如果別無他法」或「如果別無選擇」的話，他們才能接受另外安置親人。本書之後會再提到不得不做出這一決定的情況。這個階段的重點，在於思索你所謂「如果別無他法」的意義，對有些人來說，那是一種大規模的認知喪失，親人無法以任何方式行動、溝通或分享；也可能是一種遺忘，換句話說，他已經認不得你是誰、你從事什麼工作；有時則是一種你深知自己不願再去愛的感覺，一種倦怠感，一種想要體驗不同生活的強烈渴望。想一想，如果你讓親人「待在家裡」，會遭遇到那些窒礙難行的地方？

財務成本

「你看過收費標準了嗎？」的確，即使這樣的安排合情合理，尚可接受，但又該如何負擔相關支出？你免不了要提出這個問題：錢從哪裡來？一份人壽保險、一份「撫養」契約、一間公寓、一處度假住所……甚至都還沒有諮詢代書、社工或監護法官，照顧者往往已經開始「到處籌措經費」，並為此夜不成眠。

另外，認為這「只是」錢的問題並不正確。這是一種「生命」的投資，牽涉到家庭財產、使用權、用益物權、繼承權，還有家庭成員之間的關係，無論他們是不是都在身邊。

在工作了一輩子或在某個親人過世之後，該如何鼓起勇氣變賣身邊的財產？如何就這樣花掉所有積蓄，葬送了旅行夢或家人共同的願望？如何開口要人生才剛起步的子女一同付出？因為無法負擔養老院的費用，照顧者往往會掩飾自己的愧疚、甚至是羞愧。「說實話，這太奢侈了。」他們喪氣地表示。

內疚的代價

有時，病情惡化讓人別無選擇，留在家中對照顧者和被照顧者來說風險真的太大。不管是需要適性照顧，還是預防攻擊行為發生，或是家裡的樓梯太多，都必須設法將親人安置在失能老人安養中心並坦然面對，無論得付出什麼代價。

這種煎熬是一輩子的事情。安置的決定將過去的承諾犧牲在自責的祭壇上。痛苦難以言喻，而且往往無法分擔，造成我們不願面對旁人目光並減少聯絡。親人成了決定的「標的物」，幾乎不能算是一個人。從前，他是「某人」；從前，有足夠的愛和尊重，答應過絕不代替他做出這個決定……在自信和不計後果的情況下，另一半或子女都曾發誓他們會想辦法，他們會找到其他可行的方式。但在被迫做出安置決定的那一天，一切都崩潰了。

尚娜有天坦白說：

「我答應過他，絕不會把他送進養老院。當初我該承諾的，應該是我會陪著他到最後一刻，這樣或許還有可能辦到。現在，我再也不敢注視他的眼睛、拉他的手。這是一種背叛，他一定會恨我。我甚至寧願他罹患其他疾病或是先走一步。這想法太可怕了。我現在能做的，就是漸漸減少對他的愛，我非常自責。」

人生有時必須做出痛苦的抉擇，它們之所以讓人無法釋懷，是因為你必須在孤寂感裡，在失去意義、拒絕他人和折磨自己的情緒中去承擔。

好好面對自身的痛苦，對勇敢又真誠的尚娜來說，肯定能幫助她認清自己對伴侶的忠誠。

理解安養機構有時是我們所能給予需要日夜陪伴的親人最大的禮物，能提供很大的幫助。如果你擔心他摔倒後自己無力站起，那麼知道有護理人員在身邊照顧他，會令人安心許多。如果你害怕他失控和無預期的攻擊，你也可以放心，他周遭會有專門應付這種情況的專業人士。另外，有些安養中心會提供有益的環境和生活步調，協助你的親人，讓他可以重拾一些活力。他的生活安排取決於他僅存的能力，以及照護機構的業務範圍。當然，你仍扮演一貫的角色，如果你來探望他，情緒會比平時更淡定，你可以享受沒有不便、沒有義務的共處時光。

無論是在機構裡或是家中，情況都可能會惡化。對於不需由你負責或承擔的告急情況，可以放心地饒恕自己，這會令人安心許多，專業人士可以提供這種安慰。有人協助可以幫你找回一些平靜，即使你和親人的關係發生重大變化，你也不至於斷絕彼此的關係。

外面的傳言

四十年來，養老院的照護品質有了很大的改善。這裡沒有要大肆宣傳或鼓勵將親人送到養老院的意思，而是就事論事。四十年前，的確存在四人房，以及倉促訓練的照護員，養老院就是人們等死的地方。二〇〇三年熱浪襲擊法國的時候，養老院的餐廳是附有長板凳的食堂，而且沒有空調。二〇〇九年之前，也從沒有人聽過駐院醫生或地區衛生機構（ARS）。

儘管如此，安養中心「虐待人」的醜聞依舊沸沸揚揚，對象包括各種年齡、各種病症的受害者。媒體報導引發了支持和反對的議論，每個人的說法都助長了熱議的程度，討論起年長者和殘疾人士的脆弱處境，但是無論如何，他們的本質都是病人。

團體生活不免會造成緊張的氣氛和關係，有時也令人難以忍受。對家屬來說，光是看到圍坐在電視機旁的輪椅就讓人退避三舍，甚至沒勇氣參觀下去。對於專業人員來說，他們最大的問題是缺乏人手，家屬也明白這個道理。但是，他們是客戶，對於照護親人的品質懷抱期望，而這是從前的老人所無法擁有的。

父親去世後，寶兒不得不將「媽媽」送進安養中心。她在自家附近找到一間不錯的養老院，隨時都可以步行前往。只要有機會，她就會去陪陪媽媽，清洗衣物、協助媽媽吃飯、陪她散步。剛開始，一走進大門裡，她就覺得想吐。養老院的環境其實還不錯，但看到這些可憐人四處失神遊蕩，對她來說實在太難受了。被迫將母親安置「在這裡」令她非常痛苦。不過，她還是幾乎每天都來探視，在不同時段前來「查勤」，她小聲地表示，然後才大聲地說「畢竟外面有些傳言」……

後來，她與一群「姐妹們」、護理師熟稔起來，並直呼他們的名字。她會在房裡貼上字條，提醒「代班人員」她希望母親獲得的照料方式。她會在聖誕節送上巧克力，還經常送咖啡來這裡。漸漸地，她來的次數少了，偶爾也會關心那些沒有家人的「可憐老太太」。她總是非常地細心和謹慎，現在這裡每個人都認識她。

像寶兒一樣，你也可以在安置親人的機構裡找到自己的位置。照顧他們的人員都是人，無論他們的專業為何，都會很感激有人肯定他們的工作，感謝他們的付出。這讓他們的工作有了意義，而且往往能激勵他們做得更好，因為護理人員會在裡面工作絕非偶然。付出、給予、減輕痛苦是他們的職責，只要幫得上忙並受人愛戴，可以讓他們付出的一切擁有意義。不要只是指出做不好的地方，也要提出做得好的部分，如此才有助於建立信任關係，為雙方提供更好的生活品質。

會比在家裡好嗎？

我也會定期與不計一切、堅持在家照顧親人的家屬見面。有時，這的確可以一直持續到最後，讓親人有家人照料並擁有最舒適的環境。但必須明白過程中得付出多少代價，這絕非區區小事。如果說專業照護人員的參與不可少，那麼照顧者的付出更是有過之而無不及。

親人在自己熟悉的環境、在家人的圍繞下，確實有可能過得比較好。你想在家中陪伴親人走到最後，這的確很了不起，但是代價是什麼？最重要的是要保持理性清醒，知道什麼切實可行，同時不要失去理智，思考有哪些因素會危及這番美意？還有該如何快速地隨機應變？

照顧者常說：「能走一步算一步，之後再看看吧。」只要「親人沒事，我們就沒問題」，「無法想像自己棄他們於不顧」。然而，當親人開始出現攻擊行為、摔倒或是身體機能減退（心肺或感染問題），還有照顧者自己開始崩潰時，往往會迫使照顧者撥出緊急電話求助。

習慣處理這些情況的專業人員，知道如何尊重照顧者和病患的選擇，同時在需求出現之前，即定期提出安全協助措施或是相關備案，「習慣保有危機意識，並提前部署以防萬一」。

薩米婭來諮詢了一段時間，「只是」想說說照顧丈夫遇到的困難。她患有關節疾病，行動不便，連步行到走廊盡頭都有困難，但她每一次都會出現。她總是輕描淡寫道出她所面對越來越多的麻煩。「無任何協助，不願接受協助」，關於她的電腦檔案這麼寫著。她家中有很多動物：狗、貓、兔子、雞。薩米婭的丈夫與牠們都有很深的感情，而且越來越難割捨。他親切地叫著動物的名字，即使他不一定能夠認出牠們。

有一天，她對我說：「當我看到他坐在扶手椅上，待在花園裡，身邊圍繞著他的動物，而他說著我聽不懂的語言。還能怎麼樣呢，我覺得他好極了！我會為他泡上很甜的茶，他喝得津津有味。晚上，他在睡覺前會拉著我的手，我們一直習慣這麼做。我無法想像他待在那裡（她用皺皺的鼻尖指著養老院的窗戶），就是如此。」

居家照護與其說是種選擇，其實更像是一趟旅程，一路上充滿歡笑但也布滿陷阱。這是一趟屬於每個家庭的旅程，根據每個家庭的價值觀、限制、病情的演變和自主性的喪失、居家照護的可能性和照顧者本身的資源等因素來決定。選擇沒有好壞之分，只有能否加以適應而已。我相信，無論發生什麼事情，去了解替代的方案多少能派上用場。它可以協助我們預測可能出現的難題，選擇傷害最小的解決辦法，讓自己有足夠的時間去面對。預作準備並不意味這些情況會發生，但它能讓你睡得更安穩，有時……能讓你堅持得更久。

我該扮演什麼角色？

究竟要不要送安養院？決定的關鍵最終還是在你，還有你能允許自己做到何種地步。

要弄清楚只有一個辦法：慢慢地體會內心的感受，傾聽你的需求，認識自己掌握的資源，以及會讓這些資源不夠的原因。一再把別人的需求放在自己的需求之前，很容易會忽略自己。面對我提問「什麼會讓你快樂」或「你需要什麼」的大多數照顧者，已經很久都不知道該如何回答這些問題。他們固然受到照顧關係的束縛，但重點在於他們因為害怕失落而不再問自己這些問題。他們彷彿與外界、甚至是與自己隔絕。他們正亦步亦趨穿過一條看不見盡頭的隧道。

面對提問：「什麼會令你覺得安心？」有一兩個答案相當一致，既動人又令人不捨：「他很好的時候我就感覺安心。」或是「他很好的時候我就覺得快樂。」在本書的最後，我們將會探討這兩句話有什麼意味深長卻又意在言外之處。我們在這裡先牢記，照顧者是按照自己親人的需求來生活，屬於他自己的生活就像是一張日益皺縮的驢皮。當他說出「我不敢奢望」時，就等於失去了為自己做決定的能力。重新考慮自己的想法，至少可以重新擁有更多的自由。

Part 2

忍無可忍的時候，將心比心可以拉你一把

感受情緒是人的本能，無論你願不願意，或許正是因為如此我們才顯得更有人情味。情緒本身並無所謂負面或正面之別，每一種都會以各自的方式帶來一些啟示。當然，憤怒或悲傷的情緒，還是可能會帶來負面的感受。自身的教養和旁人的觀感往往會令人對發洩情緒感到特別愧疚，甚至是產生某種羞恥或厭惡，而使得大家寧可三緘其口也不願遭人指指點點。相反地，喜悅或淡定則是受到人嘉許的情緒。事實上，所有的情緒都同樣重要，而且更重要的是，它們可以促成改變。

情緒本身沒有好壞之分，我甚至會說每一種情緒都有幫助，因為它們能讓我們明白自己究竟發生了什麼事。

情緒或感受可以由某個情境引發，它們發生在你，而不是別人身上。即使面對同樣的情況，每個人的反應也不盡相同。因此，自身的情緒主要反映你內心世界的變化。它們會告訴你，這種情況是否滿足了你的需求。

如果發生的事情令你滿意，你就會感到快樂、平靜或幸福。相反地，如果你需要的是其他東西，像是休息、尊重、認可、交流、希望等等，你就可能會感到憤怒、恐懼或是悲傷。

情緒可以有不同的強度，從而觸發大範圍的身心感受。例如，恐懼可能以不安的預感、擔心、焦慮、痛苦或恐慌等形式展現。

只有你能敞開自己的心扉，誠實面對內心真正的感受。你可以在思緒中識別情緒，但更重要的是，你的身體也能夠加以感受：急促的呼吸、劇烈的心跳、腹部糾結或胃部灼熱、喉頭滯塞等，都是很常見的反應，是提醒你眼前情況的小信號。情緒也可以從臉上看出來，只需要觀察親人說話時的眼睛、鼻子和嘴巴，就能學會如何解讀他的情緒。如此一來，你就能更恰當地回應他的情緒並平息失控的局面。比如他表現出恐懼或憤怒，一開始不一定要和他爭辯，試著用語調和你的陪伴讓他放心。你不一定要同意或是接受親人所說的話，但你可能會因此而大受影響。請試著去接納這些情緒，而不是排拒它們。要重複做到這一點相當不容易，但只要有機會就要盡可能去嘗試看看。

你的情緒和感覺可以引導你找到最需要的東西。要體認到這一點，就是讓自己去切身感受，並開始思考以其他方式來面對你始終無法控制的局面，這對你和你的親人都會有很大的好處。

在這一章中，你將會認清屬於自己的感受，並接納隱藏在背後的自我需求。

他永遠不會同意

卡洛琳盡全力照顧母親海倫。她的母親患有不治之症，而且個性一直很強勢，但現在，「不僅如此……」、「情況變得更加棘手」，她說。她的心情在無奈、悲傷、擔心和憤怒之間徘徊不定。「專業人士建議我找人幫忙。我提出了所有文件，和許多人見面，打了幾把鑰匙，一切都安排妥當。結果三天後，我媽就把所有人掃地出門。我還能怎麼辦？我很清楚她病了，但是……對她來說，一切都安然無事。她處於『否定』階段，不希望事情有所改變。她希望自己在大家眼中仍能『一如往常地』打理事情……這些我都明白，但坦白說，這是不可能的，她只會製造麻煩而已，而且我也很怕她會出事。

「我很想幫忙。」她繼續說，「讓她獲得幫助，擁有更輕鬆、更愉快的生活，我只是希望她能好過一點而已。

我也想聽從醫生建議，盡一切努力讓她能待在自己家裡，但她就是那麼蠻橫任性，這令我非常生氣。

當她發作起來的時候，真的會讓人咬牙切齒。我感到很無助，如果再這樣下去，她就會被送進養老院，這是她唯一的下場……」沉默了半晌後，卡洛琳苦笑著嘆了口氣，「但問題是，我還不知道該怎麼把她送進去！」

卡洛琳照料母親的孝心很了不起，陪伴就是即使事情不順心，仍守候在親人身邊。

你的陪伴也是為了親人，而且你已經盡了一切努力。沒人有資格責怪你，也許除了你自己之外。你一再心想自己無法勝任，做得不夠好，但矛盾的是，你甚至可以怪自己已經做得太多。事實上，你的投入令人欽佩，只是無法再付出更多了，你很清楚。

你可能像卡洛琳一樣，想幫助自己的親人，因為你認為這是為了他好，專業人士也建議你這麼做。但你之所以知道這麼做會有幫助，主要是因為你很了解他，本能地知道什麼對他好，什麼才適合他。

這些幫助可能是改造浴室、購買拐杖、在房間裡擺設醫用床、居家照護或是臨時短托服務。但是，最後選擇了什麼根本無所謂，因為親人就是不配合。在旁人面前，他可能看似同意，但是只要在家人獨處的時候，他就會搬出另外一套說詞。在親人眼中，你甚至可能犯下背叛的罪行，委屈他接受這些「肯定不需要」的協助，因為他「完全有能力打理自己的生活和家務」。於是對你來說，這等於是雙重的懲罰。

你理解疾病剝奪了他部分的判斷力，你甚至可以想見他會需要堅持自己的立場，說出自己真正想要的東西。你知道他需要自由，過去就一直是如此。從前，你常說他「蠻橫任性」，如今你再也不敢說出口了，但你的想法並沒有改變。

內心深處，你感到焦躁和不安。你當然為他難過，但你希望至少他能認同和尊重你的所作所為，即使沒辦法告訴你他愛著你，你幾乎不敢再奢望了。你告訴自己，他大可以努力看看……你很想哭，但事情還沒到這種地步。這個需求被小心翼翼地收藏在櫃子深處，耐心等待你有一天加以眷顧。但現在肯定不是時候，你還想試著去幫助他。

有時候，你所有的努力都付諸東流，只因為一個「不」字。一句狠話，形同砍掉你的胳膊、鋸斷你的腿，你六神無主。有那麼一瞬間，你形同癱瘓，然後你可能會覺得想哭、想尖叫、想跳腳，想搖晃親人讓他振作起來。

他確實做出了反應，但卻不是你所希望的方式。

在他說「不」的同時，可能還伴隨著一句「我不要」或「不要管我」。這些簡短字句有時會讓過去的陰影重新浮上檯面，那些曾令你感到挫折、灰心喪志、被否定、被批評或被拒絕的往事。這不一定能阻止你，你的鬥志仍舊昂揚，但是每一次碰了釘子，就必須承擔後果，它會迫使你改變步伐或是方向。

你已經不知該如何是好。你大可以生氣，雖然這改變不了什麼，但至少能讓你宣洩一下子。你也可以改採另一種策略，誰不曾為了讓孩子聽話而用懲罰來威脅他們？那麼當然，你也可以用出走來威脅，而且永遠不會回來，或者把他送進安養院。有時候勒索很有效，這些狠話可以改變對方的立場，但事後必須修補信任關係，讓這段關係可以找回意義。

這些恐嚇和逃避的舉動是很自然的反應，它們體現出你的無能為力，證明了你對「失敗」感到恐懼。你為自己設定的目標可能不切實際，所以只要遭到親人拒絕，就必須承受面臨失敗的巨大壓力。

在這股壓力背後，往往會有一連串的自我批評和憂慮，一次又一次地消耗著你：「如果我離開，拋棄了他，我就會感到愧疚」、「如果留下來，我就會落入他的圈套，讓自己受到傷害」、「如果不採取行動，他有可能發生嚴重事故，我會無法原諒自己」、「我沒有辦法勝任」、「為什麼別人做得到，我卻不行」、「我覺得自己沒有盡心盡力」、「如果我投入更多，可能會失去工作，牽連我的家人，我可能會病倒」、「我感到內疚、糾結」、「什麼事都可能發生在他身上，我不在乎」、「有時我真希望一切都能結束」、「我覺得這樣的想法很糟糕」……自毀想法使你失去控制，消耗你設法保有的剩餘精力。這些想法不言自明，你甚至可以充耳不聞。如今它們形同家常便飯，於是你覺得合情合理。你喪失了必要的客觀角度，就像身處在隧道裡，已經分不清自毀想法和自我之間的分際。

面對過大的壓力，「憂鬱症」伺機而動。當務之急是減少負擔，尋求幫助，這是你應有的待遇。專注於本質，把自己從不切實際的目標中釋放出來，對你會很有幫助。你並非三頭六臂，無法事必躬親，這一點錯不在你。你可以在能力範圍內陪伴親人、保持聯繫，不多不少、無須苛求。當一切似乎失控的時候，退一步、慢一步，允許自己靜下心來休息，傾聽正在發生的一切。

唯有如此，你才能重拾自己的待辦事項，並且想辦法盡可能化整為零，也就是一次只做一件事，做一件可以辦到的事。每跨出一小步都要記得肯定自己，因為你正在前進。例如，你可以嘉許自己看了書或是把一點時間保留給自己，以此做為起點。儘管內心紛亂，你還是可以拒絕誘惑，不再徹底地犧牲自己。你不必贊同本書中讀到的所有內容，但是請學習傾聽自己的想法，這會帶給你一些啟發和幫助。這不容易，要經常嘗試。凡事貴在堅持，堅持下去就能找到解決之道。

下一次，當你遭遇似乎無法克服的困難時，請休息片刻，用你覺得最合適的方式來抒發氾濫的情緒。有的人喜歡離開房間，出去走走，從事一些體能活動，有的人則喜歡和朋友或專業人士聊天。

要找出方法來傾聽你內心和周遭發生的事情並不那麼容易。但是如果你需要的話，在某個地方，在你的身邊，一定會有個人可以傾聽你、引導你。

接下來，你就能以更加穩定的方式，一步一步重新往前邁進，過程中請牢記一個重要的想法：你內心的善意和自信是你最好的盟友。

我擔心未來，我不敢去想

拉菲兒和大衛在一起已經六十七年了，他們嘗過許多艱辛，也經歷過許多快樂。最令兩人感到幸福的，是他們建立起一個逐漸茁壯的大家庭，雖然兒女現在都不在身邊。如今，他們疾病纏身。拉菲兒很喜歡如此形容兩人的關係，「我們分別是頭和雙腿，就這樣彼此配合著一同前進」。他們的日常生活受到限制，沒辦法做太多事情，但是只要能待在家裡他們就很安心。他們輪流聽著彼此的呼吸，不時熱烈地凝望對方，同時牽著彼此的手，彷彿在確認彼此是否都還活著。他們不想聽人提起搬家的事情，哪怕是搬到離孩子更近更方便的小窩裡。他們害怕未來，不願意多想。

也許就像拉菲兒一樣，比起思考未來，你其實更害怕去談論它，彷彿心中有種不祥的預感。你也不願因為開口而加速事態的進展，不願預作準備而引發更糟的後果。

但其實，你無時無刻不在想，日日夜夜都在思考，卻沒有說出口。白天，工作可能因此被打斷，你正在做一件事情，突然之間就忘了自己在做什麼，這很正常，因為你心事重重，忙著做最壞的打算。有時，當親人在晚間休息的時候，你仍然警醒著，獨自一人在黑暗中無法入睡。你想東想西，已經很久沒做好夢了，但卻時常會做噩夢，種種負面想法揮之不去。

我遇過一些照顧者，每天要做的事情令他們身心俱疲，而且負擔不斷增加。但是他們疲憊不堪的主要原因，其實是睡眠不足，加上對未來憂心忡忡。他們常說「之後再說吧……」但其實卻掛心不已。無論白天還是夜晚，每當親人看似死去般睡著的時候，當親人默默無語、無所事事的時候，當親人摔倒幾乎爬不起來的時候，或是當他們食量減少、幾乎失去力氣的時候，他們內心就會上演不同的小劇場。

每晚，他們雙眼圓睜，在腦海中整理衣櫃，和家人分配家具，準備親人的「衣物」並且辦理死亡登記。坦白說，在內心深處，他們其實很害怕親人離開，害怕他們死去。

他們尤其害怕目睹對方改變，變成陌生人並失去尊嚴。他們害怕自己成為陌生人，害怕遭到遺忘、遭到拒絕，害怕自己在親人眼中再無立足之地。他們擔心自己孤獨並遭到孤立，擔心失去安全感。他們內心深怕會做不到，但卻從未真正明白做不到什麼。他們害怕自己應付不來，甚至害怕自己會出什麼意外，這對他們的親人來說可能是最糟糕的情況。在這些內心的獨白中，他們只存在於為對方著想的時候。

如果遭遇這種情況，如何才能重拾些許的安全感和信心？在這麼多的不確定因素中，如何能夠重新振作起來並獲得喘息？

預作準備往往有助於緩解對未來的焦慮。找出當下意義則是另一種解決的辦法，能幫助你重新找回享受當下的念頭。在害怕死亡的背後，可能還存在著其他的恐懼，認識它們是讓自己安心的第一步。

預作準備

當你感到擔憂、焦慮、恐懼的時候，你如何安撫自己？

有些主動積極的照顧者習慣考慮所有可能的解決方案。如果你不喜歡措手不及，那麼知道自己已經考慮過其他選項，並準備好應對措施，確實可以讓人感到放心。預先拉起安全網並不必然導致墜落意外，它只是在可能的範圍內提供保障和保護。備案不一定會派上用場，但卻可以平復焦慮的情緒，並在必要時候讓人提前做好準備。

有人會說，還可能發生其他狀況。的確，身為一名照顧者，意味著要面對不確定的生活和突發事件。但這裡再次強調，關鍵不在於硬性制訂行動方案，而是在面對不同事件的時候，預先掌握可能出現的各種情況。預作準備可以提高靈活性，事先練習取捨和決定，以便在事發的時候做好準備。等到真的要落實這些方案時，曾經在事前預想過會讓執行過程更加容易。例如當你不得不安排居家照護服務，或是考慮將親人送到安養院的時候。而屆時你所要做的，就是專心陪伴親人，畢竟安撫和開導他們本身就不是一件容易的事。

我遇過有些家庭，很快就在公證處簽下了《未來保障委託書》或是擬訂《生前契約》。還有一些家庭在還沒開始討論相關問題之前，就向養老院提出申請，或者是在帳戶中存入以防萬一的準備金。這些做法背後並無陰謀算計，對這些家庭來說，只是為了預作準備並獲得安全感，沒有任何強制性。

但是有的家庭卻從未討論過這些問題，覺得它們太過敏感，可能會適得其反。因此，如果情況變得讓人無法承受，最要緊的是尋求旁人的支持。預先設想這類情況本身就已經是一種支持的力量。身為一名照顧者，無論你是配偶、子女還是父母，你都應該要獲得旁人的支持，儘管過程可能並不順利、很耗時，但這些都無可厚非。

容許自己在必要的時候得到陪伴、支持，甚至是替代，感受一下它對你的影響。這既不是退縮，也不是自私，更無關能力不足。相反地，獲得支持可以提振你的精神和士氣。

就在離你不遠的某處，總會有個人隨時準備好伸出援手。對方可能曾經向你開口提議，而且已經做好準備。把他的聯繫方式放在身邊，不要排斥協助。必要時，這對你、對親人都有好處，或許對援助者也有助益。因為有件事很少有人提起：提供幫助的人往往慷慨無私，他們不求回報，只希望能發揮作用，並得到些許感激。請給予他們這些東西，不要剝奪自己可以得到的寶貴幫助。

面對令人恐懼的未來，知道有需要時可以求助於誰，並隨身帶著他們的電話號碼能讓人放心。與專業人員保持聯繫，他們可以在不同階段以適切的方式提供你指導和建議。

有些照顧者會與遠方的人、過世的親人或精神導師，維繫著特殊、親密的個人聯繫。他們選擇仰賴這些特殊的方式，讓自己獲得幫助。面對生活中的不順心，有許多方法可以讓人感覺獲得傾聽、理解和支持。只要給自己一點時間去思考，絕對會有所收穫。

找回意義

不過，你唯一能夠把握的就是當下。有時，你對未來憂心忡忡，但卻沒有真正意識到眼前的事物。固執地希望一切有所不同，或是害怕事情變得更糟，可能會讓你錯過一些簡單、觸手可及、溫暖且必不可少的東西。歸根究柢，最重要的是你當下能和親人分享些什麼，尤其是你和他都還健在的時候。

當親人逐漸喪失自主能力，而病魔逐漸占上風的時候，很容易讓人陷入必須安排一切的執著之中，每時每刻都在密切監控，一有風吹草動就預作準備。有時最要緊的是放過自己，允許自己立足現在、享受當下，把握稍縱即逝的時光。瑪麗安曾在一次小組討論中現身說法，一番發言影響了許多照顧者：

「只要傑哈還在，會呼吸、能行動，還可以和我說話，就算那不是我想要看見的模樣，但只要他在身邊，就讓我的存在有了意義，無論發生什麼事情。我覺得自己有點寂寞，但又不能說是孤單。我把握著當下，因為我知道有一天他會離開。」

也許你對把握當下感到生疏，不知道怎麼做才好，但有個好消息是，這很簡單，你可以馬上開始。

傾聽你周圍的環境，無論是噪音還是寧靜。感受一個聲音，就等於是和它一同進入共鳴；傾聽它的來源，感知它的音調，感受它在你內心的迴響。同時仔細觀察周圍的事物。這裡並不是要你注意東西的位置，也不是要你改變什麼陳設，而只是看清它們的現狀，更清楚地感受它們對你的影響。慢慢地你就能深刻體會每分每秒的價值，發現自己有多麼珍惜當下。

這一刻並不會長久，現在就去享受它、品味它。你會留下美麗的回憶，而這也將改變你看待未來的方式。

不管發生什麼事，你都能挺過去。等時候降臨，你可以應付自如，這是肯定的，緊急情況和現實壓力可以給你無比的力量。今天請好好休息，把握當下，就算你對它有所不滿，它還是擁有令人寬慰的一面，去把它找出來。

享受當下，就像是回家後鎖上門，好好泡個澡。不要分心，專心迎接下一刻，就像用腳丫子轉動水龍頭來添加熱水一樣。你大可以打個瞌睡，這會讓你重拾活力。

享受每一天的生活，就像有人將一盤精美餐點送到你面前，而你無須自己張羅，只要坐在柔軟舒適的沙發上享受。你可能沒有時間或不想全部吃完，但會在不知不覺中偷嘗幾口，甚至「偷襲」旁人桌上的餐點。你可以細細品嘗每一口，不要把它當成最後一口，而是把它當成最重要的一口，讓它盡可能充滿意義。眼觀、嗅聞、聆聽、品嘗，請善待自己。

克服恐懼

恐懼是一種重要情緒，不亞於悲傷、憤怒、厭惡或喜悅。它很重要，因為它能觸動你，帶給你一些啟示。比如說，它會阻止你任意穿越馬路，讓你因此保住性命；它會敦促你攙扶親人，不讓他們摔倒；它會驅使你取消假期，因為你害怕自己離家會有意外發生，然後在收假時遭到責怪。但你更怕的是為此感到內疚，這種痛苦的罪惡感會讓你無心體會最甜美、最快樂的享受。

迫使你做出許多犧牲的恐懼感，不顧一切地保護著你。它體現的是更深層次、更隱微的需求。有人說，恐懼會妨礙他們體驗生活，這也不能算錯。

但說來弔詭，對死亡的恐懼反而也讓人無從體驗某些令人害怕的事物。事實上，當死亡讓人恐懼時，唯一能逃避死亡的方法既不是活著也不是赴死，而是麻木不仁，被糾纏的悲觀念頭所羈絆，沉迷於酒精或其他會致癮的產品，任由鎮靜藥物麻醉自己。

對有些照顧者來說，親人的死令他們擔憂，是因為害怕親情就此消失。在這背後，往往隱藏著當事人擔心自己孤單一人，擔心自己不再被愛，同時伴隨著一種強烈的委屈感。賈絲婷有個五歲的女兒莉亞，她成長的速度跟不上體內的腫瘤。賈絲婷說：「發生這種事情真是不公平，她不應該比我先死，我無法想像她走了之後該怎麼生活。」這種強烈的忿恨情緒壓過了恐懼，長期下來滋養出一種無法放下的歉疚感。可能的解決方法就是為對方而活，為了懷念對方而活，甚至是透過在患者和照顧者社群分享經驗，來昇華這樣的遭遇。

長久以來你如此辛苦生活，還有什麼比質疑自己能否好好活下去更合理的反應呢？當你的心思和行動長期下來都是為了旁人付出，你又怎麼能想像只為自己而活？

對於執著於專一照顧關係的照顧者來說，當人們向他們談起生活、照顧自己、休息充電的時候，他們會陷入一種內疚的思想情境，控訴著他們的自私與背叛。

害怕未來，也意味著不敢去奢望自己的未來，不敢為自己著想，不敢去體會自己的感受。然而來到這一章，你等於是跨出了第一步。

請用心體會，你其實可以不慌不忙、面面俱到地處理事情。脫離世界並不會讓你有更多的時間來照顧親人，而且把握自己的人生也不代表親人就此無法獲得你的幫助。事實上，它反倒能讓你們從現在起更珍惜彼此共處的時光。好好享受吧，這是你們應得的。

我不能拋下他

「我無法想像把他一個人丟在一個陌生的地方，任由他被無法掌握的命運加以宰割。讓他和『那些可憐人』共處，令人無法想像。我不敢想像自己拋棄他，即使他身邊有專業人士。他們永遠不會像我一樣付出，無論他們多麼有熱忱。還有外面的那些傳言，你曉得的……這根本是在花冤枉錢。」喬愛兒有天告訴我，她無法提筆填寫眼前的失能老人院申請資料。

「我不能拋下他」這句話本身讓人沒有任何迴旋的餘地，被迫拒絕接納其他的解決方案。這與願不願意無關，而是個人能力的問題，關於你是不是有能力說服親人，而且更重要的是說服自己。

照顧者像是在譴責自己，因為自己大逆不道放棄親人，因為自己犯下了「見死不救」這種不可饒恕的過錯。

對於照顧者來說，「不拋棄」往往意味著「留在家裡」，時刻保持著照顧者的身分，成為親人的依靠。另一方面，「拋棄」則通常是住院或送進安養院的代名詞。

這裡牽涉到一種審判和懲罰的概念。有哪名照顧者從來沒說過「再這樣下去，我就把你送進醫院或養老院」？這句話以懲罰做為恐嚇，每當照顧者感到無能為力的時候，多半會以此做為說服親人的最後手段。對於你來說當然也是如此，這是當你難以為繼時的終極解決方案。

但請試著放下以分開做為威脅，問問自己什麼可行什麼不可行。當你不肯拋棄親人的時候，你會容許自己做什麼，不容許自己做什麼？有哪些條件可以說服你將親人安置在別處？

即便無法抛下親人，也請容許自己把握對你來說重要的事物

對有些照顧者來說，最重要的是不要分開，只求待在彼此身邊，相互依賴。在這種親近的關係中，蘊含某種強烈的情感。當對方看著自己就是種安慰，即使他們並不是真的在注視你。看見彼此、感受彼此、聽見彼此，可以讓人感覺到自身的存在並有所感悟。

對其他照顧者而言，這是在遵守承諾，通常是一種生命的承諾，同時也可能是為了兌現某種承諾。有時則是為了尊重家庭、文化或信仰價值，也可能只是為了忠於親人。

不要抛下親人，等於是持續尊重他過去的模樣、他過去的作為。即便是親人抛下了你，離開了人世，你仍舊可以表示對他的尊重。你可以緬懷

他的過去，將回憶傳承給子孫後代，繼續賦予人生更豐富的意義。

照顧者往往會不惜一切代價，想完成一些有用的事情。將自己奉獻給其他人，讓自己的生命擁有力量和地位，攀向另一種高度。有時，照顧者會要求自己貢獻社會，來幫助擁有相同遭遇的人。以經驗、專業知識和信任為後盾，開創新的契機。這種使命感使我們能夠與他人建立更真實、更有人情味的交流，因為我們更能理解對方。

不要拋下親人，也代表我們最終只能靠著自己走到盡頭，透過挑戰自己的極限，說服自己可以辦到，能夠不負眾望，藉此來壯大自信。有人會說「賦予自己價值」就是「對自己刮目相看」，讓每一天都凱旋而歸。

這一切是如此重要，如此必要，但這還不是全部。不要拋下親人，也等於是保護自己，杜絕種種可能引發不快的煩惱。

若你無法放下親人，請避免造成可能的煩惱

對許多照顧者來說，「不遺棄」說白了就是「不必承擔將親人送進安養院的責任」、「不願加速病情惡化」，因此「不必對後事預作準備」。你知道親人的健康狀況不會好轉，而且很可能會惡化，即使在家中也不會有起色。即便如此，假使這種情況發生在醫院、療養院或養老院，你可能就會因為沒有盡到保護責任而感到悔恨不已。

「不遺棄」往往也代表「不拒絕」、「不背叛」。親人絕不吝於說出「你把我關起來好了，這樣你就不必操心了」，「我為你付出這麼多，你不能拋下我不管」，或是「我寧可去死，也不會讓你把我丟在那裡」等具有針對性的責備，以及無理取鬧的惡言，好讓照顧者感到歉疚。因此，「不遺

棄」對照顧者來說，就是為了避免這些傷人的惡言，也不必面對「回家吧，就像從前一樣」這類令人難以招架的要求。

「不遺棄」，通常也代表每時每刻都得扮演照顧者的角色，代表不必再忍受孤獨、寂寞、袖手旁觀的想法。

說到底，就是不要違背親人的意願，在沒有徵詢其意見的情況下替他們做決定，尤其是在他們無法表示反對或無法理解的時候。

對照顧者個人而言，「不遺棄」對方就是不放棄與病魔對抗，不投降、不氣餒、不示弱。在這種態度裡，我們再一次觀察到某種能壯大自尊的堅定。

更進一步探究，在照顧者內心有時會有一種不自覺的需求，克制他不去體驗別的事物，不為自己的人生做出任何抉擇，平白虛度也無所謂。

通常我們還得面對難以負擔的高昂財務支出。對於要不要開口向子女求助，或是會不會危及家族的遺產，這些都是影響深遠的決定，讓人有時不得不背負超出自己能力範圍的扶助關係。

在「我不能遺棄他」這個簡短句子的背後，蘊藏許多錯綜複雜的考量，而且每一個都非常重要。這是屬於你的決定，為你今天秉持的立場提供非常正當的理由。但這一立場可能會因為生活的變故，還有你對情況的認知而改變。的確，有些情況會讓你必須考慮送親人離家，永遠安置在其他地方。

如何促成安置

當照顧者被問及，什麼原因可能導致無法將親人留在家照顧時，總是會說「當別無選擇的時候」或是「當形同陌路」的時候。

在第一種情況下，並不是照顧者遺棄了親人，責任並不在他，因為這是情況使然的決定，無需對此感到排斥或是內疚，畢竟可能是親人的健康或是他的行為造成了這種情況。如果他亟需照顧，而且會傷害自己或具有攻擊性，那麼根本無須猶豫。另外，也有可能是因為照顧者的健康狀況需要優先照料。嚴格來說，面對這種情況時沒有其他選擇，因此也沒有拋棄親人的問題。

第二種「當形同陌路」的情況，是指和親人逐漸疏離。出於種種原因，特別是疾病的緣故，親人再也認不出照顧者的角色或身分，抑或是照顧者不再認可親人是他想要幫助的情感對象，雙方成為陌生人，分開也變得更容易。

另外還有其他情況，像是送進安置機構並不是遺棄，而是基於安全考量，承諾親人可以得到更好的陪伴，減少他的孤立感。這種情況經常發生在失去自主能力而且獨自生活的人身上，即使照顧者就住在附近。

所以，「不願遺棄」並非決定親人該在哪裡生活，因為即使他待在家也可能遭到遺棄般的對待。不忍遺棄，首先代表照顧者想要保持與親人的聯繫並找到意義。有很多方法可以做到這一點，無論地點在哪裡，你都可以找到屬於你的意義。

都是我的錯

在我們的社會中，無論大小事都怪罪自己不好是很普遍的現象。每個人內心都住著一位判官，而且有時標準比旁人更嚴厲。身為照顧者代表需要照顧某人，也因此更容易做出讓自己後悔的言行。

照顧者比其他人更常說：

「有時我會發脾氣，失控抓狂，然後責備自己。」

「我沒能經常陪伴他，和他共度的時光總是不夠，我感到很內疚。」

或者剛好相反：「我總是做得太多，對於他現在失去了自主能力，我感到很內疚。」

「我不得已將他安置在養老院，這樣的結果令我耿耿於懷。如果情況惡化或是他過得不好，這都是我的錯。」

「這樣說很不厚道，但有的時候我真希望這一切能夠停止，我恨自己居然這麼想。」

「我也想去度假，但是丟下他又讓我很過意不去，害怕他會出事。」

照顧者無論大小事，都可以找到讓自己內疚的千萬個理由。罪惡感是一種具有分量，能夠發號施令並侵蝕人心的一種情緒。它如影隨形，而且經常變換形體。

照顧者會懷有這種感受，並且長時間感到內疚。他們也可能開始懷念過去，但是除了改變看待事物的觀點之外，他們無法改變任何東西。他們還可能覺得自己必須對未來負責，因此加劇了焦慮和絕望的情緒。

這些念頭很少有實際的依據，也不一定有道理。一位照顧者曾對我說：

「過去四十年來，我每年都在為自己種花養草這件事感到內疚。」在我懇求的目光下，他才娓娓道來：「我一直很自豪自己可以用花園裡的新鮮蔬果來養活我的家人，我覺得這樣做很好。我花了很多時間種植蔬果，犧牲了和家人去度假的時間，我覺得很內疚。我當時還使用了化學藥劑來防治蟲害，範圍很小，就只是撒個一兩把而已……但是現在回想起來，我老婆的疾病可能就是農藥造成的，我感到非常自責。」

這些想法彼此餵養，使照顧者責怪自己付出太多，干預太多，又或者是責怪自己能力不夠，耐心不夠，時間不夠，不夠體諒對方……夠了，夠了，夠了！

想要蠻橫阻止這些想法只怕是徒勞無功，甚至會讓人面臨新的愧疚感，也就是對此「力有未逮」，反而更進一步加劇自己的挫折感。

畢竟這是立場的問題。自責，就是覺得自己達不到標準。那麼應該如何才能找到一個更均衡的立場，允許自己犯錯或至少能夠獲得寬恕？歸根結柢，感到內疚真能帶來什麼好處嗎？

「自責」也就是「自覺有錯」、「感到內疚」，背後是一種審判的概念以及對懲罰的恐懼。感到內疚，就是在面對能支配你的權威時感到自卑，它可以審判你，決定對你不利的刑罰，決定你的未來或是你的感受，它具有令人敬畏的力量。

各位要知道，這種審判你的聲音是種反射動作，來自你的大腦。你內心的那名法官並不是你，你比他強多了，除了你賦予他的力量之外，他沒有任何支配你的能力。

首先，去感受他如何支配你，用一名旁觀者的角度審視心中的想法。如果有必要，就把它們寫下來。試著不要聽信這些聲音，而只是加以識別它們的語氣、它們出現在你腦海中的速度、它們占據的位置，以及它們用來壓制任何反抗的手段。

你能接受一個路人在大街上這樣和你說話嗎？你又會怎麼回應他？

你也可以提升對自我的肯定，來疏遠這位內心判官。你是一名照顧者，每天都在完成了不起的工作。你用最好的方式照顧親人，你可以為自己感到驕傲，並不是每個人都能像你一樣付出這麼多。

關注你完成的每一件小事，每天至少寫下五件，當然我相信實際上一定更多。不要把它們看成理所當然或微不足道，絕對不是如此，否則你的親人現在會做何感受？心裡一定會覺得不太舒服。所以請肯定你自己、鼓勵你自己。

我聽到有些人說：「父母不是這樣教我的」、「這不是我的個性」、「你知我知就好，但我覺得這有點可笑」。好吧，那就聆聽這些聲音，肯定自己有對此加以留意。這樣的嘗試也許會令人覺得彆扭，你並不習慣這樣做，我可以理解。你有權利表示自己不喜歡自吹自擂，但其實只要稍微練習一下就會有很大的收穫。感受一下它對你的影響，盡可能每天至少做一次，讓它成為一種習慣，你甚至可能會喜歡上它也說不定。

屆時，你會驚訝地發現，你的大腦也喜歡這麼做。它會幫助你分泌神經荷爾蒙，改變你內心的批評聲音，讓它對你更加寬厚。你承受的壓力將會大幅下降，大腦更加清醒，連帶你的身體也會向你道謝。

如果你做了之後發現不符期待該怎麼辦呢？這個嘛……什麼都不嘗試的人才永遠都不會犯錯！犯錯是人之常情，而且這也不是什麼過失，你無須為此接受審判或是獲得原諒。你完全可以改正自己的錯誤，從經驗中吸取教訓，下一次做得更好。其實，這就是你每天照顧親人所做的事情：不斷地調整自己。對此，你可以再次感到自豪。

當你仍在對自己說「都怪我」的時候，有種恐懼感會令你動彈不得：

害怕自己最深層的慾望和最基本的需求會令你受到懲罰。的確，內疚感總是摻雜著這些需求，並令人害怕因為感受到這些需求而遭受懲罰。你有辦法察覺到這些需求嗎？或者只是想想而已？請盡情地去想，在不受外界打擾的情況下，這可以為你帶來許多好處。

照顧者會對度假這件事感到內疚，雖然很想換個環境休息一下，但又擔心「因為自己不在」，結果親人病情復發或是情況惡化。

前面提到的那位照顧者大半生都在蒔花弄草，犧牲了與妻子相處的時間。他對農藥毒性的愧疚是種相對而言的結果，畢竟二三十年前，媒體並沒有報導此事。所以既然他無從得知，自然也無須對此負責。但現在，比起太太希望週末可以多出去走走，他更介意自己過去放縱對園藝的熱愛。他還說：「我用園藝毒害了她的生命，我真自私。」另外也有一種可能，他打從心底把自己看作是元凶，將眼前令人沮喪的局面合理化，為妻子蒙受不公不義的病痛平反。若能為太太受罪，他幾乎不會猶豫。如果他毫無罪責感，內心反而會非常痛苦。

另外，怪自己發脾氣也極為常見，也很折磨人。既然每個人都會經歷這些，為什麼還要感到內疚呢？有些照顧者需要這種怒氣才能向親人說「不」，但事後又後悔莫及，因為他們的親人生病，你怎麼能拒絕向一個脆弱之軀伸出援手？「這不是他的錯」。的確，沒有人需要對疾病負責。請感謝那股時不時向你高喊著你需要休息的怒氣，如果你聽它的話，它可能可以挽救你的生命。

在你最深層的愧疚和憂慮背後，還小心翼翼地藏著一個你沒有滿足的需求。試著去感知它，努力安撫擔憂的情緒，這對你會有很大的幫助。照顧者值得旁人體諒，他的貢獻值得讚揚。你總是盡可能扮演好自己的角色來面對眼前的情況，你大可以為此感到驕傲。

同床異夢

「我們時時刻刻都在一起，但我卻覺得孤獨。」伊麗絲有天告訴我。「以前他很好動，現在是我在打理一切。他可以做些小事，但其實我寧可自己動手，這樣簡單得多。我負責安排一切，為我們兩人做決定。……以前我們會一起討論，但現在他跟我開口，大多是因為有求於我。我們的關係變了，這不是誰的錯，但即使我的生活以他為中心，我卻覺得越來越孤單。」

這種兩個人生活在一起的孤獨感並不少見，但往往無法持久下去。

當你在照顧一個逐漸失去自主能力，有時甚至失去記憶的親人時，情況就不一樣了。這些改變迫使你必須承擔你份內之外的角色，令你有一種付出多於收穫的感覺。漸漸地在不知不覺中，你錯過的東西就越來越多。

像伊麗絲一樣，你付出的越來越多，甚至有那麼一瞬間，你覺得「每件大小事」都是你在經手。換句話說，你不僅是在扮演你的角色，同時也在履行他的職責。你接管了本該由他負責的事項。如果以前是他負責處理行政文書、做飯或是熱水器的維護，那現在這些都是你的責任，同時還附帶了幾分孤獨。更重要的是，你得試著對可能發生的情況預作準備，你留意親人的一舉一動，甚至要為「他荒唐的行徑」善後。最後，你得為你們兩個著想並做出決定，這也許是最困難的部分。

你為了親人而留下來。你盡心盡力，但有時會覺得親人並不努力。他毫不積極就算了，有時還唱反調，甚至不尊重你的付出。你覺得自己是在孤軍奮戰，可是這都是為了他，或許這就是所謂的「同床異夢」。

有些時候，你內心會感到無比悲傷。你的生活即使充滿了他，也越來越空虛。你還記得從前你們會一起聊天，談論時事、家事，就彼此的感受侃侃而談，還會訂定一些有意義的計畫。此時，你已經不知道除了令他滿足之外，有什麼能讓你感到滿足。如果沒有他注視你的目光，你會覺得茫然失措。他給了你安全感，你們的情感庇蔭著你，他在身邊還是可以讓你稍稍放心，但任何意外都有可能發生，你總是繃緊神經。你的日子被各種雜事填滿，你忙得不可開交，好讓自己不去想那些已在你們關係中生根的挫折、空虛和缺席。

你們之間仍有感情，即便如此，你們的關係還是發生了變化。你自認十分忠於你交代給自己的使命。在這種失去溫暖和關懷的接觸中，你很難找到自己的價值。你需要援手，但卻再也不敢奢求，也不敢接受。

有人介紹你照顧者互助小組，甚至提供追蹤評估的服務。你不一定有心情去聆聽「別人的故事」，也猶豫是否要「公開自己的經歷」。「畢竟沒什麼好說的，我的生活很空虛，我感到很孤獨，但說來好笑，我竟沒有一刻屬於自己的時間。」伊麗絲表示。在這種日常的孤立中，你會對自己與人交往的能力失去信心。那麼，現在是時候重新與自我接軌，或者是接近一個無需言語就能理解你的對象。儘管出人意料，但伊麗絲為自己找了一隻寵物。這隻小毛球帶給她許久沒有感受過的有溫度的接觸、低調的關心和無限的認可。她的親人也成了受益的一方，這隻小動物讓他們的關係更加緊密。

你也可以找到一個親近你的對象，一個懂得啟發你去分享內心深刻且真實感受的人。請勇敢伸出雙手去迎接，接受能給你帶來極大好處的協助。在這些「照顧者」中，也有一些人感到孤獨，或是一心只想在你身邊提供幫助，請感受這種殷勤和善意能給你的啟發。做為回報，請給他們一個微笑、一句讚美或你的一番感謝。這對你們雙方都有很大的益處。接受，是感覺充實並獲得陪伴最好的方式，即使只有兩個人也不會感到空虛和孤獨。

這還算是人生嗎？怎麼會變成這樣？

杰羅姆看著遠在走廊盡頭徘徊的人影。萊昂只是自己從前的影子，慢慢地走遠。這個曾經高大魁梧的男人，現在變得虛弱、佝僂、脆弱，就連他的目光也變得空洞。在兩扇門之間，他們幾乎認不出對方。他們的交談斷斷續續，經常被似乎從天而降的沉默給打斷，來得快消失得也快。杰羅姆看著萊昂走遠，後者的每一步都趿拉著震耳的迴響。這個人不可能是他的父親。他的母親米海伊站在他身旁，沮喪對著那踐踏她殘年的影子撇嘴。「怎麼會變成這個樣子？」她心想。她很想一走了之，再也不要回來，但她不能將他遺棄在這群「病人」之中，這些人和他一樣，已經失去了自主能力，就連思想都無法控制。她的視線開始模糊，難過之情淹沒了她。

像是杰羅姆或米海伊一樣，面對疾病帶給親人生活的劇變，你可能會感到不安。

身體的變化往往最令人不安，它們抹殺了一個人的身分，令人無從辨識。臉頰深陷、雙腿無力、聲線顫抖、說話顛三倒四。對方成為一個陌生的形體，幾乎令人心生畏懼，不再令人渴望、不再討人喜歡。這具身體裡還有生命，但卻只是一息尚存。在疾病的國度裡，有種東西凝滯了、有種情感疏離了，甚至還伴隨著難以覺察的厭惡。不再思辨的人與動物無異，失去了尊嚴，幾乎成了瘋子。眼前的一切令人「難以接受」並「讓人想吐」，連一絲氣味都讓人無法忍受，感到噁心。

面對失去生命力的存在，厭惡感油然而生，於是你說：「這種事如果發生在我身上，我不要這樣活著。」一指定一個「值得信賴的人」並寫下你的「預立指示」：表明你希望別人以何種方式尊重你的尊嚴，直到生命盡頭。這可以讓人感到放心。

面對你的親人，你必須接受一種將你隔絕在外的意義淪喪。在你視為純粹的朽敗中，你再也看不到一絲美好。然而根據過去的經驗，我可以向你保證，在這些社會教條不再有任何意義的世界裡，只要你曾數度造訪並歷劫歸來，就能夠目睹人性和關懷的寶藏。

即使在這種情況下，你也能在一閃即逝的片刻裡，找回你所認識的那個人。一個神態、一句話、一個眼神、一隻搭肩的手、一塊瑪德蓮蛋糕的回憶……哪怕只是一點點，就能讓你重溫過往的情感。幾分鐘就足以造就永恆，讓你們共享的一切有了價值，持續不滅。這是你努力堅持不為表象所惑的獎賞。

說穿了，需要輕輕地、含蓄地、小心翼翼加以表述的，往往是對脆弱和失控的恐懼。如同進入侘寂（wabi-sabi）境界，你會在其中發現簡單且殘缺的事物所蘊含的美，它們是經過考驗淬鍊、經過歲月磨礪的結果。你可以在脆弱和剎那之中，感受到力量和每分每秒的可貴，甚至是它們的細膩之處。

不過，照顧可能已經成為非常沉重的負擔。你為親人日以繼夜做著許多你過去從沒意願，甚至從沒想過有一天會做的事；你儼然成了一名護理師和生活照服員，藥物、導管、尿袋和繃帶對你來說如同家常便飯。你希望這一切能夠停止，你不希望任何人死去，但你同時祈禱這場折磨能夠結束，將自己從這醜惡的生命體驗中解脫出來，畢竟它沒有任何意義。

但也許意義就在這裡，就在問題的核心之中：是什麼讓你成為人並激勵你活下去？你可以從這場試煉中學到什麼？而它又剝奪了你的什麼？

有些照顧者說：「我感覺自己就像一個走在隧道裡的機器人」、「厭惡感讓我疏遠他，我對他的愛越來越淡。他離開的那一刻，我鬆了一口氣，終於。」反感可以讓人保持距離，並有助於減輕分離的痛苦，無論是不是永久的分離。

有的則在事過境遷很久以後表示：「我很慶幸自己陪在他身邊，就這樣一直到最後」、「我覺得自己做了對的事，現在我如釋重負」、「我錯過了自己人生中的一段時光，但最後我竟有滿滿的收穫」、「他住在我心裡，引導著我。說來有點天真，但我會跟他說話。我今天的一舉一動都更有意義，因為我並不是一個人，我更有自信了。」

在疾病的國度裡，有殞落的生命和創造生命價值的死亡，還有失去意義的癲狂，以及照顧者找尋生命意義的熱切渴望。沒有什麼事情是非黑即白的，透過觀察微物之美，你可以照亮陰影，付出更多真心，陪伴親人走完這一程。

我再也不敢了

再也不敢就是退縮，就是孤立自己，把自己封閉起來。它更代表著將有益的念頭和願望藏於心底，因為它們面對當前處境絲毫沒有存在的理由。因此，在這些犧牲當中，其實存在一股不顧一切想要表達和與人分享的生命力。

我們有時會聽到照顧者說：

「我再也不和他出門了，我不敢了」、「他說的話、他的行為，讓我覺得丟臉」、「我再也不敢和身邊的人提起，他們無法理解，而且他們的看法讓我不舒服，提出的建議也讓我不爽」、「我不敢再有任何奢望，因為最後總是一場空」……

再也不敢，就像把自己囚禁在故事裡，啟齒變得越來越難。這麼做只會形成惡性循環，隨著一再壓抑，等於麻醉自己的感受，把自己排除在原本可以帶來許多安慰的真實人際交流之外。

再也不敢，就是不再承擔任何可能導致失望、批評或誤解的事情。無論從任何意義上來說，這都是在斬斷自己與外界的聯繫。

你可能會因為親人的疾病而感到難為情。面對殘疾、某些感染或是精神疾病，照顧者總會在第一時間避重就輕，不敢說出來，害怕丟臉或是令家人蒙羞。

對於自己的親人或疾病對他造成的影響，照顧者也會有難言的羞恥感。說話顛三倒四，失序、放肆且具有暴力傾向的行為，導致容貌改變或殘疾的身體重大變化，成癮行為（酒精或毒品），都會導致照顧者將自己的親人與外界隔絕開來，避而不談。

你不敢說出自己的煩惱，暗地裡覺得很丟臉，你甚至可能因為感到丟臉而覺得慚愧。伊莎貝爾的狀況就是如此：

「在我小的時候，母親病倒了。每天早上醒來，我心裡都在想她當天會是什麼狀況。我一大早就得為全家人做早餐。上學前，我會引導母親坐上她的沙發椅。白天，我在一個正常的世界裡學習、玩耍。我不會去食堂用餐，也沒有參加自習，而是回家處理母親的導尿管，督促弟妹們做作業。雖然媽媽行動不便，但她每天晚上都會把我們叫到身邊，講些精采的故事給我們聽。我父親經常不在家，我覺得他在買醉。事實上，他工作繁忙並勇敢承擔家計。我總是不好意思帶班上的同學來家裡，我迴避關於家中生活的話題。現在我對當初覺得丟臉的反應感到很慚愧，我怪自己當時竟然瞧不起而且還經常批評我的父親，他如此盡心盡力並承擔一切。我感到內疚，因為我孤立了我的母親，畢竟她只有一個願望：看到親友陪伴在她身邊。如今我終於能夠侃侃而談。二〇一九年肯定照顧者辛勞的《基戴法案》說的就是我，還有那群照顧父母的年輕照顧者。我不再感到孤單，我洗刷親身經歷的羞恥感，將它變成一種滋養我的財富。」

在伊莎貝爾眼裡，對自己羞恥的反應感到羞愧，等於放不下自己犧牲童年擔任年幼照顧者的過去，也放不下自己對於不顧殘疾、竭盡全力撫養孩子的父母所表現的不忠。

你可以擺脫這種羞恥感，前提是在不傷害任何人的情況下，把你的遭遇用語言表達出來，並試著理解它。同時，你還必須走出孤立，在一個小組或社群中讓自己獲得傾聽與認可。

想要重拾承擔的勇氣，就必須信任他人並依靠彼此。

有些緣分會改變一切。有些人能聽出痛苦煎熬背後的弦外之音，能發現孤獨的人，並懂得理解對安全感和認同感的需求。去認識他們，透過信任重新找到自己以及對自我的肯定。

之後，照顧者就可以把自己的經驗分享出去，幫助其他人，用自豪和貢獻社會來取代這份羞恥感。

你也可以把自己的經歷和感受寫下來，記錄在只有你能看到的筆記本裡。如果你願意，也可以用語言之外的形式來抒發苦衷，無論是音樂、歌唱、繪畫、雕塑、舞蹈還是其他的藝術活動。從沉默的桎梏中解脫出來，找到展現自我的方法，為自己找到一處空間，給自己些許自由。走出讓你覺得自己幾乎一無是處的經歷，成為一個與眾不同、令人欽佩的人。

雖然這不能改變你的遭遇和困境，但卻可以改變你的生活方式。從這段痛苦的經歷中，你可以學到一些東西，可以發現自己內心的寶藏，也可以獲得與人分享的能力。

Part 3

遭遇困難的時候，請盡力而爲並敞開心胸

你可能會因為親人的遭遇，以及這件事帶給你的影響，而受到不同程度的衝擊。你覺得它將你推到了極限，有時讓你處於瀕臨崩潰的狀態。但是你不想放手，你的付出令你覺得光榮。說實在的，並不是每個人都能做到像你這樣的地步。

其實有很多人都在提醒你，勸你放慢腳步，建議你找人幫忙，甚至是交由其他人照顧。但你往往不知道該如何放手，你覺得自己別無選擇。這就像人生託付給你的使命，你決心將它進行到底，不放棄任何東西或任何人，也許除了你自己之外。無論如何，你早就有這樣的想法：當有比你脆弱的人在身邊時，只關注自己的幸福是很自私的。

本章將帶領各位探訪照顧關係的極限，前往一切事物都有可能逆轉的邊緣地帶。它可以提供我們一些答案來回答如下問題：「有沒有可能在不遺棄親人、在不迷失方向的情況下，持續幫助親人走到最後？」這是一個非常重要的問題，無論從字面還是引申意義上來看都是如此。在這種不斷約束你的照顧關係中，請放開心胸接納其他觀點，才能夠重拾動力和自由。

我會堅持到最後，其他看著辦……

你每天陪伴需要你的親人已經有很長一段時間了。有一段時間，你無法接受一切都今非昔比，而且你還必須習慣疾病會改變一切。這過程漫長而艱辛。

你嘗試過許多不同的治療方法，並激勵了親人的士氣，當然你還會繼續努力下去。然而，實際情況卻讓人不得不妥協，迫使你認清現實。你還是會動不動就發脾氣，但已經比以前好多了，而且生氣的理由也與過去不同。有時你會因為疲累而崩潰，你偶爾還是會很想休息、睡覺、自由外出或按照自己的步調生活。但這些慾望往往被一種不屬於你的迫切需求所阻撓。每天白天，你努力克制自己，但是到了晚上，你的容忍值就會下降，然後崩潰暴走。情緒一閃即逝，從來不會持續太久，只需要一點表示、一個微笑、一隻伸出的援手、一句「請」或「謝謝」，一切又可以重新來過。你會為親人的行為尋找藉口，卻不能原諒自己出現倦怠和憤怒，你承諾自己下次會努力改變態度。

周圍的人都覺得你很疲累。的確如此，你面容憔悴、雙肩低垂，反正就是這樣，你甚至覺得這沒什麼大不了的。愛你的人怕你出事，你也很擔心，只是你已經認命了。你對自己的擔心比對親人還要少。你打起精神說：「你做的這一切沒有白費。」你必須挺下去，不可以遺棄親人，不要給其他人帶來太多的負擔。你別無選擇，所以你告訴自己，你會「堅持到最後，其他看著辦……」這份使命感讓你感到光榮，而你的忠誠完全禁得起考驗。毫無疑問，你是親人身邊非常重要的一個人。

身為一名醫生，我不禁要問：「是要堅持到什麼的最後？是屬於誰的最後？該怎麼做？要付出多少代價？」眼前的情況真的值得你盲目犧牲自己的人生嗎？

對珍娜來說，有一天，這種犧牲的想法出現了不同的意義。她坦率地面對自己，開始慢慢接近她最深層的恐懼。

「我總是告訴自己，我想比他先走一步。」有一天，珍娜對我說。「但現在他中風了，我會盡全力去照顧他。」她看著坐在左邊椅子上說不出話的丈夫。他的身體「幾乎喪失了一半的機能」，右手和右腳完全不聽使喚。在他們對視的目光裡，有許多的痛苦、悲傷、挫折，但也有很深的情感和默契，也許還有遺憾，誰知道呢？兩人不發一語，然後她才慢慢說下去：「他從前一直在我身邊陪伴我，我當然也會陪伴在他身邊，我會一直堅持到最後……」就在丈夫要求上廁所，並由女兒陪同的時候，珍娜才坦白對我說：「如果我先走一步，會有其他人接替我。我的子女都很愛他們的父親，我不擔心，而且至少我不用看著他離開。我從來沒有告訴任何人這些話，但我想自己無法承受他比我先走一步。他比我先走實在太不公平，你知道他之前是多麼好的一個人，只有他在我身邊，我的人生才有意義。」

珍娜並不覺得自己一無是處，也不覺得灰心喪氣，剛好相反，只是她傷心欲絕。她無法釋懷，她覺得自己憑什麼比丈夫更健康，而且對自己越來越沒有信心。她問自己「我怎麼可能做得到？」隨著我們深入的對談，她才意識到定期接受專業諮詢的好處。她之前從沒想過，這樣的想法也令她不太自在，但是她開始覺得確實有這個必要，畢竟他們的生活已被沉默占據，能「多少」說說話而且有人傾聽變得十分重要。找到一處空間，在令人安心同時充滿信任和關懷的氣氛下，談談自己的感受，光是這麼想就令她舒坦許多。

在身邊親友中，你可能認識有些像珍娜這樣的人。他們在照顧關係中竭盡心力，以至於再也不敢奢望未來，而且想要「先走一步」，只是不願目睹和承擔「最壞的情況」。當事人在表示要堅持到最後的同時，可能在不知不覺中讓自己身陷危險，因為他可能會用盡自己的力氣，然後失去理智。你對他的擔心是對的，他應該獲得專業人士的定期協助，並與後者建立信任關係。

除了幫助對方進行定期的專業諮詢之外，你應該重視的是幫助他在付出和接受之間找到平衡點。這種平衡必須仰賴三個支柱：保持聯繫、培養信任和擬訂備案。

● 保持聯繫確實非常重要。與其說是要對對方曉以大義並說明問題，不如說是傾聽、理解並讓對方安心。即使你不認同他的選擇和立場，也要盡可能加以尊重。切記要保持聯繫，確保雙方能隨時溝通。如果你成功營造出信任的氛圍，對方就能按照自己的節奏，勇於表達自己的疑慮，抒發自己最深層的恐懼。這樣做可以讓他從巨大的負擔中解脫，幫助他走到最後，因為這就是他的願望。這裡必須強調，千萬不要勉強對方，要尊重對方的意願。陪伴在他身邊，認真地看著他的雙眼，與他四目相接，維持彼此的關係。每次和他說話，請詢問他的情況，付出時間傾聽他的回答，而且是他想說而不是你想聽的那個回答。保持聯繫非常關鍵。

● 培養信任：你越能做到「陪伴」這件事，同時盡可能不把自己的想法強加在對方身上，就越能夠贏得信任。請盡量壓抑想要撥亂反正的念頭，放下要讓局面有所不同的執著。另一方面，對於既成的定局和看似正確的方向表示肯定，向來能發揮良好作用，達到鼓勵和支持的效果。

● 預設安全網並擬訂備案：開始規劃照顧親人的替代方案，在主要照顧者應付不來的時候，可以提供協助或加以替代。這個想法曾在你腦海中浮現，但是要具體規劃卻是另一回事。有時這讓人很苦惱，也會引發許多問題，以至於你總是馬上打消念頭，同時表示「再看看吧」。制訂備案並不是要立刻去做，而是務實地思考：如何逐一排除現實的阻礙，在突發情況下做好準備。舉例來說，建立居家照護的想法，可以是尋找各種管道，備齊申請資料，知道上哪取得所需文件，同時研究財務上的金援……對於這些步驟，不一定要得到受益親人的明確同意，但一定要做到萬事俱足，以免有天需要時措手不及。入住護理中心或養老院的情況也是如此。首先，檢視你存放在記憶中的想法，或許你真的認識一些具有相關經驗的人士，從這些經驗中，你可以學到對你來說必須引以為戒的事項。接下來，你可以根據自己的標準，找出位置最合適的安養機構。此時，不要因為可能遭遇親人反對或是其他麻煩而感到為難。這裡的用意是事前模擬，讓自己開始習慣這樣的想法。你可能需要一段時間，才有勇氣去實地參觀相關機構。列出你認為必不可少的標準（位置、氣氛、室內外空間、工作人員、費用等）。在這個階段，除了蒐集所有的實用資料並建立印象之外，你什麼都不用做。慢慢地，你會熟悉必須齊備的文件，掌握足夠的行政作業時間，權衡每一種做法的可行性。過程中，你無須做出任何承諾，也不至於決定事情必然的走向，當然它也不會對未來有任何影響。你不必負任何責任，你只是做好準備，只要情況發生就可即刻行動。唯一的作用就是讓自己放心，因為你已經準備好了，不多也不少。這是個令人不安又難忘的必經階段，雖然需要時間，但當計畫必須付諸實現的時候，就可以省下更多的時間。想像一下你會怎麼做，超前部署對「突發狀況」預作準備，可以讓你更有信心更平靜地與需要你的人共處，繼續陪伴無法自主生活的親人直到最後。

在陪伴的過程中，有些照顧者會力不從心，陷入日常生活的幽暗隧道中始終看不到出口。但是要皆大歡喜走完優質的陪伴過程，同時不至於迷失方向，的確有可能做到。為此，最好能夠多人同心協力，彼此保持聯繫與信任，盡可能為將來做好打算，才能充分把握每一個片刻。

我必須陪在身邊，我別無選擇

艾蓮娜負責照顧她的父親，因為母親已經被送進安養院。她仍在工作，但幾年前她離開公寓，回到父母身邊生活。她的個人生活乏善可陳，但原本可以過得十分精采。之前母親的健康狀況令她無法分心，憂心忡忡，即使遇上了一位好男人，她卻無法專心投入，最後男方離她而去。她心想當初也許應該給對方更多時間，心想自己的人生還是被蹉跎了。不過話說回來，她還能有什麼選擇？她的父親罹患癌症，需要她日夜陪伴在身邊。她的兄弟姐妹顯然沒有付出太多，有時她埋怨他們不體諒她也需要休息。她不敢向他們求助，她只是希望他們偶爾可以接手，讓她能夠喘息片刻。但她真的會放手讓他們這麼做嗎？沒有人知道，而且也無須費心猜測，因為她的妹妹是憂鬱症患者，而弟弟則住在很遠的地方。她不甘心地表示：「我必須陪在身邊，我別無選擇。」

你也許就像艾蓮娜一樣，不給自己選擇的機會，只為了陪伴需要你的親人。但是這樣的付出所為何來？對象又是誰？在對自己這麼說的時候，你的真實感受是什麼？如果你不這樣做又會如何？

付出的特點

當你對自己說：「我必須陪在身邊，我別無選擇。」你就是在表明自己沒有遺棄親人，你在親人身邊陪伴他，你和其他人不同。但是這種屈就不也讓你遺棄了自己的一部分？是什麼重要的東西讓你如此奮不顧身？當人們聽到你的遭遇時，反應都不盡相同。有些人很佩服你，認為你的付出非常值得讚揚和尊敬。當然，他們說得沒錯。這些回應肯定了你的付出，認可了你的投入和努力，讓你如沐春風。你身邊還有些人對此不敢置信，甚至是啞口無言。他們覺得你很了不起，甚至公然質疑自己是否有能力和你一樣，畢竟不是每個人都能做到你那樣的境界。在短短幾分鐘內，他們開始幫你尋找替代方案，建議你尋找能夠幫忙的機構，甚至主動開口要幫你尋找，讓你可以擁有更多應得的自由和平靜。但是他們的解決方案都不合你意。不管怎樣，你不認為親人會接受它們。當你不在身邊的時候，親人就像迷失了方向。所以你很肯定，你別無選擇，只能陪伴在他身邊，就像你現在一樣。實際上，這種付出是你在不知不覺中分配給自己的一種責任、一種使命，無論你願不願意，它都會帶給你一些重要的收穫。

你親人的疾病，甚至是致病的原因，還有現在或是將來的後果，都不是你的選擇。但是該如何面對，完全取決於你自己。當然，你不自覺做出的決定，並不代表你留在親人身邊，就比度過輕鬆愉快的人生還要重要。你無意中決定全心投入承擔照顧者的角色，也不代表你的努力不值得被認可、你的付出不值得被重視，還有你不值得旁人伸出援手。

令人矛盾的感受

當你對自己說：「我必須陪在身邊，我別無選擇」時，你的真實感受是什麼？如果你花時間客觀想想，這樣的回答除了埋藏痛苦、煎熬的情緒之外，也有一些相當正面、鼓舞士氣的想法，而且顯然是後者讓你能夠在長時間的全心投入中堅持下去。

在諸多不愉快甚至是痛苦的感受中，我所遇到的照顧者提到了約束、失去自由、壓迫感，甚至感到「無法呼吸」。無論獲得何種幫助，他們總是會感到不同程度的緊張、焦慮、恐懼和壓力，有時還會因為之前沒有做出其他選擇，錯過另一種人生而感到後悔。當事人常常有一種孤獨、寂寞或被拋棄的感受，難以知道誰才是真正可以依靠的對象。而且會對其他本應該陪伴在親人身邊，但卻做出不同選擇的親友，產生嫉妒和怨懟的情緒。每一天，他們的心底總會有種過猶不及的惶恐。

儘管如此，我所遇到的照顧者還是和各位一樣堅持下去。「我別無選擇，我必須……」這句話就像咒語，他們反覆持誦讓自己勇敢堅定。它代表一種急迫感，能消除所有的疑慮和猶豫。使命的重要性敦促他們採取一切行動，沒有其他事情足以相提並論。他們覺得自己對某個人來說很有用、很重要，只要在這個環節上能夠發揮用處，他們就能找到深刻的意義。這讓他們的情況彷彿在穿越一條隧道，盡頭的光明是親人的健康，唯一的目標就是要讓他好起來。照顧者就像被圍在了牆裡，他對自己的人生彷彿事不關己，因為不存在所以幾乎看不到，但卻因為親人需要他而讓他找到了生活的意義。他們就在這種約束中汲取生命力，幾乎要讓人上癮。

走出隧道的方式之一，是透過能提供協助的其他管道，來與自己的生活保持聯繫：好比透過子女、兒孫或是朋友，也包括醫療專業人士。另一種方式是開拓自己的視野，敢於問自己：「也許我可以有不同的做法，哪怕只是一小段時間？」

如果說……

如果你今天不是照顧者，會有什麼樣的境遇？這可能是個難以回答、令人惶恐的問題。首先要把話說明，這只是一個假設性問題，你可以在腦海中毫無顧忌地揣想答案。放開心胸接納其他事物不會改變事實，而提出這個問題也絲毫不會減損你付出的重要性、你參與的價值，甚至不會降低周遭親友對你付出的認可。

有些照顧者在害怕自己發生意外的時候，會暗地裡質疑自己。此時，他們會有許多矛盾的感受。首先是深深的挫敗感，覺得自己的表現不盡人意。他們的自尊心受到傷害，對自己是否能重新振作起來的信心也開始動搖。悔恨經常油然而生，接著就是意義、用處甚至價值的喪失。彷彿只要無法全心付出，就會令他們不值得被愛，甚至讓他們在群體和家族中失去立足之地。隨之而來的往往是另外一種深刻牽絆當事人，且千萬不可等閒視之的感受：內疚。於是，我們更清楚了解到這些照顧者不給自己選擇機會的原因。如果繼續像從前一樣，他們會讓自己陷入約束的照顧關係之中，但這樣他們就可以不必承受那些因為覺得自己背叛親人，而遭到排斥的痛苦和煎熬。相反地，他們會覺得自己發揮用處，能夠做出有益的貢獻，這能帶來很大的安慰。

然而，內疚是一種很複雜的情緒，它往往混合了慾望、根本需要，以及對後果的擔憂。因此，內疚阻礙了慾望獲得滿足，以避免慾望一旦滿足所可能導致的後果，彷彿慾望是種過錯，如果無法獲得原諒就應該接受懲罰。

在憂慮的背後，只要願意接納其他可能性，我們還是有辦法產生正面積極的念頭。有分寸地付出，可以給人一種自由、平靜的感受，它甚至可以讓人重拾像是喜悅這類遭到遺忘的情緒，而且有助於建立融洽的新關係，找到其他快樂的泉源。

你能想到一個可以讓自己暫時安定下來並重新振作起來的場所嗎？觀察周圍的事物，靜下心來，休息片刻。感受空氣的流動和它的品質，讓自己深吸口氣，比平時多一點就好。觀察能讓你看得更清楚的光線，傾聽你能聽到的聲音，感受各種元素，包括自然或是書頁的觸感……用這些方式打開自己的心扉，哪怕只是片刻，哪怕只是一念之間，都讓人獲益匪淺，這在未來一定會對你有所助益。允許自己每天花幾分鐘的時間，放任自己想像一下：如果你有選擇的餘地，你可以做什麼？感受這對你和親人到底有多大程度的幫助。因為給自己一些自由的想像，你可能會驚訝地發現自己更能夠專心投入，更能包容有時會傷害到你的事物。

在本章中，你已經打開心胸，選擇要照顧好自己。就在一念之間，你做了這個決定。現在，你明白你可以偶爾給自己一點喘息的時間，這對你和你的親人來說不可或缺。你也可以選擇像之前一樣行事，這是你自己的決定。你無法掌握一切，但是你可以選擇如何面對眼前的情況。

我只是想偶爾喘口氣

你的親人經常需要你的照顧，他不是故意的，這不是他的錯，他需要幫助、需要你。當然，你就在身邊，只要有空的話。你做的都是應該做的事，甚至還遠超過親人實際的需求。你明白什麼對他好，於是在他可以忍受的範圍內，你打點一切讓他不虞匱乏。要讓他接受一些安排並不容易。有時，他也會反抗，想要擁有更多的自主性，按照以前的方式生活。這完全可以理解。

對你來說，想要說服親人比做決定和行動更累人。你想替他做決定，但不想違背他的意願。你想要幫助親人，讓他能夠欣然接受，就算他並未心存感激。你心裡清楚，你應該說服他竭盡所能參與進來，但不是要他挑戰困難的事物，而是肯定他願意努力，無論結果是好是壞。這些你都知道，只是每時每刻關注親人需要你全心投入，而你有時無法做到。這是人之常情，無可厚非。你越是關注在你應該做而沒有做的事情，還有那些可能的突發狀況，就越是提不起勁來。你知道可能會發生什麼情況：病情惡化、跌倒、導致局面失控的一次冒險決定……你無時無刻不在想，這甚至讓你夜不成眠！於是，你時時保持警惕，每一刻都在做最壞的打算。這種情況讓你幾乎無法呼吸，你偶爾也很想要喘口氣，按照自己的步調生活，就只是自然地呼吸而已。還有什麼比呼吸更自然的呢？有這種需求並表達出來，是很健康的一件事。你可以對自己感到驕傲，這將讓你認識到簡單且立即可行的方法。

蓋艾兒就表現出這種令人欽佩的全天候精力，一想到「可能發生的情況」她就一刻都不得閒：「他只不過是站起來走了幾步，我就開始擔心他會摔倒。我大聲地抽了一口氣，像是在警告他，同時屏住了呼吸。地毯、小台階、地窖、閣樓、窗台、陽台、人行道……無論何時何地，我總是屏氣凝神，隨時在防範風險。我的血壓升高，還經常心悸。我怕他摔倒，怕我無法將他扶起來，怕必須打電話給消防隊，怕我得在急診室裡過夜，怕他的健康惡化……我什麼都怕，隨時都怕，食不下嚥，什麼都無法消化。

我沒在誇張，我總是走在他後面。我知道，這讓他覺得很煩。每次我阻止他出門，不要他走得太遠，我的子女就會責備我。但還能怎麼辦？我就是忍不住。他一走遠，我就無法呼吸，沒有一刻感到安心。當他睡著的時候，我大可以放鬆下來，喘口氣，但我就是做不到！我總覺得他好像死了，不然就是我怕他醒來之後腦袋不清楚。有時我寧可不睡覺，也不願被驚醒。這簡直是場折磨。我的背部、雙肩，甚至是肋骨都在痛。我的理療師告訴我，我全身緊繃，但又能怎麼辦？我也想偶爾可以心平氣和地呼吸，但是該怎麼做呢？即使我把他交給打掃阿姨，自己去買東西，我也不放心。我擔心回家之後他會出現激烈反應，你曉得，我總是猜不透他。」

你像蓋艾兒一樣，回應親人的每一聲召喚，你甚至早他一步做好準備。你沒有了空間、沒有了呼吸，你有時會感到心悸，消化不良的狀況越來越嚴重。各種想法攪和在一起，讓你無法休息，就算是在你可以喘息的時候。

有些夜晚，你真的再也無法忍受，你想要按照自己的步調生活。當然，這無關逃避或是放棄，只是為了休息而充電，不用太長的時間，只是為了可以在有需要的時候，在自己想要的時候，靜靜睡上一覺，靜靜完成自己投入的事情而不被打擾，安心地出門而不必擔心會有突發狀況，或者只是暫停片刻，什麼都不做。

這種照顧關係讓你感到煩躁，你需要找到自己的平衡點，這是自然的生理需求。在身體裡，除了大腦之外，還有神經系統。你的神經系統溝通所有的器官，並自成兩個勢均力敵的體系：交感神經系統和副交感神經系統。它們的名稱不重要，重要的是前者督促你採取行動，扮演啟動者的角色。它能加快你的心率、加速呼吸，但是會讓你喘不過氣來。它可以調動你的肌肉，甚至會過度收縮肌肉。在皮質醇這種壓力荷爾蒙的催化下，它會從全身各處尋找能量並提供給你。所以即使感到疲累，你也有精力堅持下去。然而，交感神經系統會在你處於警戒狀態，需要做出反應時，放緩一切沒有用處的機能。例如，它會減緩消化速度，讓你感到肚子痛；它會讓你睡得不安穩；它會限制身體的維護機能，如細胞修復、排毒或是啟動免疫系統。因此，不難理解，如果交感神經系統過度激化，長期下來就會導致心悸、肌肉攣縮、疼痛、高血壓，同時造成感染和其他病症。

但好消息是人體擁有負責恢復平衡的副交感神經系統，知道如何制衡這些副作用。事實上，這個系統作用在完全相同的器官和機能上，只是原理剛好相反。當你睡覺休息或是從事有益身體的活動時，副交感神經系統就會介入。它可以促進肌肉放鬆，讓你的疼痛感降低。它會降低你的血壓、你的心率，並促進腸胃消化。你的身體會修復細胞，進行排毒，更有效地抵禦感染，幫助其實很大。

你已經知道睡覺和休息對身體有好處，但你不一定有充分的時間。事實上，有一件事你可以隨時隨地進行，即使你沒有時間，即使你很忙碌也能做到：專注於自己的呼吸，透過完整而且比平時更長的吐氣，放慢呼吸的速度。除了呼吸之外，你無需做其他的事，不管你願不願意，人體都必須呼吸。呼吸與你一路相伴，從你誕生的那一刻到你嚥下「最後一口氣」。它會配合你經歷的一切，配合你做和不做的事情，配合你的感覺和你的想法。呼吸是你最好的盟友，有了它，你永遠不會孤單而且會充滿精力。它隨時隨地都在，但每一次都不盡相同。覺察你的呼吸如何讓身體勃發昂揚，即使你並沒有任何動作。吸氣，讓身體充盈這股來自外界的能量。深深地呼吸，感受它如何卸下你的重擔。呼吸的節奏為你的心臟提供永久的、各式各樣的按摩，而你只需要專心呼吸不必做別的事情。深深地呼吸、緩緩地呼吸。

閱讀這一章只花了你幾分鐘的時間，但你可能已經感受到自己的呼吸發生了多大的改變，還有它帶給你的收穫。你現在真實的感受如何？也許你的擔憂有一瞬間都消失了？把注意力集中在某件事情上，可以讓大腦擺脫那些不能讓你安心的執念，幫助你在片刻間按照自己的步調，自由自在地享受屬於你的生活。而你除了呼吸之外，什麼都不必費心。犒賞自己一下，你不用花一毛錢就能擁有如此舒心的享受。

辛酸誰人知

蕾雅有一個支持和理解她的丈夫，四個可愛活潑的孩子和一份忙碌的工作。她的父母離異，有各自的煩惱，但她上面還有年邁的公婆，以及一個和她感情很好的奶奶。奶奶已無法像從前那樣思考，她會在社區裡迷路，還會忘記吃飯。阿茲海默症和相關病症讓她並不知道自己面臨的問題，於是她固執地拒絕外人幫助，除了蕾雅之外。那養老院呢？她不想聽見有人提起。所以蕾雅每天晚上下班後，都會到奶奶家探視。她們在一起很開心，但蕾雅知道自己也應該陪伴在孩子身邊。丈夫開始提醒蕾雅，是時候採取不同的做法，過程不要躁進但立場要堅定。孩子們的老師打電話給她，詢問家庭聯絡簿上多次忘了簽名的家長欄。當蕾雅要爸爸幫忙她把奶奶安置到養老院時，爸爸對她說：「可是我每天都會打電話給奶奶，我並不覺得她的情況有這麼糟，我不懂。」蕾雅心裡有很多疑問，為什麼爸爸不聽她的，還有奶奶會不會在和她相處的時候刻意「與平常不同」，好讓她能多來陪陪自己。

這些疑問很快就有了答案。就在當天晚上，她發現奶奶的公寓門口聚集了幾位鄰居，他們提醒蕾雅：「真的必須做點什麼才行，坦白說不能再這樣下去了。妳不能再讓她一個人住在這裡，她把整棟大樓弄得雞飛狗跳的。」他們細數了奶奶所做的「荒唐行徑」。坦白說，這太不厚道了，似乎沒有人體諒蕾雅所經歷的一切。

就像蕾雅一樣，出於種種原因，你有時會覺得沒人體諒你照顧親人的煎熬。這句話說明了你的疲憊，與不被傾聽、不被認同的無奈感受，這是緊急的呼救信號，是希望獲得善意對待的最終請求。就算沒人出面支持，你也希望有人可以相信你說的話，體諒你的難處。

你的遭遇是獨一無二的，沒有人可以真正體會你的感受，有時你也很難理解別人真實的感受。旁人的反應代表的只是他們一部分的經歷，這由不得你。它們反映出的其實是對方內心的想法：他們潛在的恐懼，他們對保護自我的需求，以及他們想要幫助你的念頭。

比如蕾雅的父親，他不想離開外地生活，冒著和新女友吵架的風險，去照顧過去不怎麼陪伴他的母親。他愛自己的女兒，尊重她的付出，但是更情願認定沒有什麼大不了的事情發生，這樣他就不必改變自己生活的優先次序。蕾雅的丈夫不見得是在給她壓力，他只是厭倦了下班後一個人在家，認為孩子需要母親，更重要的是擔心太太的身體，還有什麼比這些更合理的呢？鄰居們可能受到老奶奶病情的影響，甚至擔心自己也會發生這樣的情況。他們善意地加以提醒，表現出他們確實有在留意，而且也可能是想要重拾夜間的安寧。

當然，蕾雅的感受完全情有可原。每個人都會依據自己的輕重緩急，用自己的方式來處理這種情況。

另一方面，蕾雅身心俱疲，不被理解、不知該如何面對的感受非常強烈。在她的反應中，我們可以體會到一種被孤立、不被認可、努力不受重視，同時遭到排斥和批判的感覺。最重要的是，蕾雅有種強烈的絕望感受，必須有人能即刻出面傾聽，並懂得開導和陪伴她。

在理解之前，必須能夠描述情況，用語言來表達，找出它的意義。你還必須找到一個能夠傾聽你、理解你的對象，讓他來引導你。這個人可以幫助你找出各種可行的選項，你必須從中選出最好或是不那麼壞的一個。

最後，蕾雅遇到了一位她可以信任的專業人士。後者協助她找到一個奶奶可以接受的解決方案，甚至讓她與過去的某些不愉快和平共處。這對蕾雅來說幫助很大，她現在終於成為更常陪伴孩子的母親，以及一個更加幸福的妻子。

我已經不知道自己是誰了

日夜陪伴需要你的親人，你可能會感覺失去自我，特別是當你們生活在同一個屋簷下，無論你是配偶、子女還是父母。但就算你住得比較遠，同時必須兼顧工作、家庭和其他優先事項，也會發生這種情況。你對自己居住的地方和自己的身分感到困惑，各式各樣的煩惱讓你坐困愁城。

你的人生不再真正地屬於你。無論白天黑夜，生活的步調不再由你作主。你為別人預作安排、為別人著想、為別人採取行動。隨著自主權的喪失，你也必須承擔不屬於你的角色。你不再只是配偶、子女或父母，你是護士、護理師、家庭照服員，有時甚至是心理學家，還經常扮演理療師，你也是會計師，必要時甚至是水電工或園丁。你隨時隨地一人身兼數職，你也扮演著安排、約束和強迫的角色。對親人來說，你是必須對這一切負責的人甚至是元凶，但可以被寬恕。你是重要的人、陪伴身邊的人，不然就是經常缺席的人。

因為你的親人正在改變。他的疾病改變了他的性格，他的自主程度改變了他的優先次序，你變得越來越重要。他對你的看法因為情勢使然而發生變化。他看你的眼神不再像從前那樣打動你，他對你的要求變多了，但是少了關心問候。

同時，你的作息時間也跟著改變。各種約束與日俱增，你的自由像是驢皮一樣越縮越小，你的自主程度開始降低，你失去了屬於自己的時間。在這種情況下，你很難知道自己需要什麼，也無從得知自己走到了哪一步。

這是個敏感又棘手的問題，因為你也在跟著改變。你發自內心感覺到了，你正在經歷的事情促使你重新定義自己的優先順序，有時還得克服某些恐懼和挑戰某些極限。你對事物的看法正在改變，但你又是怎麼看待自己的呢？面對你已經不知道自己是誰的事實，內心還深埋著對失去自我的恐懼，以及重新找回自我的基本需求。你有一個不為人知的念頭，就是重新發現自己深藏起來的身分，用真實坦率來進一步靠近自我。

「但這需要時間。」有天，一位主動積極的照顧者這麼對我說，他說的完全正確。

事實上，無論你是否願意，照顧關係都會改變你。它讓你窮於應付，迫使你重新思考你的計畫，讓你失去控制，讓你失去一些安全感。陪伴生病的親人，意味著要面對自己無法掌控的事情，面對突發狀況和自己脆弱的一面，這也意味著去試探你和生命的極限。照顧工作迫使你卸下武裝，放下自己的角色和姿態，這有時會讓人無所適從。所以，當你在路途中感到茫然失措的時候，最迫切的不見得是持續奔波勞碌。

面對人生中的亂流，有些人發現暫時停下腳步，單純地休息片刻會很有幫助。坐下來，好好休息一下，有意識地去加以感受，這有助於自然而然地發現原來環境可以包容一切，無論你身處什麼位置，無論你心中有什麼擔憂，一張椅子、腳下的地板，一條道路都能支撐著你。於是，你可以允許自己比平時放下更多的東西，為的只是更專注地去感受。仔細想想，這並無玄奧之處，你每天都在這麼做，就在你晚上睡著的時候。你放下緊張的情緒，而你的思緒四處遊蕩，在你的夢鄉中找到解決問題的資源和辦法。你不一定要接受麻醉或睡覺才能辦到，你在清醒的時候也能探索新的想法。接著，一切都會變得清晰起來。唯有在平靜的時刻裡、在思緒的空檔中、在行動的間隔裡，令人耳目一新的想法才會出現。

這樣一來，你就能夠發現一處動人且珍貴的，讓你獨一無二的寶藏：你內心深處的真實自我。

我也害怕自己會出意外

自從親人生病，失去自主能力之後，你開始照顧他，日以繼夜，至少在思緒上你一刻都不得閒。無論在日常生活中你和他的距離是近是遠，你的心理負擔都比之前更加沉重，心思沒有一刻可以放鬆。

你要處理各式各樣的行政工作。有時面對這些文件，你不知道該如何填寫、如何彙整，此外也還有影印和歸檔這些瑣事。

你的日常生活變得充滿約束，你必須預約醫療和復健治療。每天早上，你會列出要做的事情以免忘記，而且這些事情每一天都不同。總是會有一些突發事件，通常都是些小事，只是當它們不斷累積，就會讓你失去一點自由，讓你無法按照自己的步調生活。

任何風吹草動都令你擔心。你時刻保持警惕，彷彿意外可能隨時降臨。未來也令你感到茫然，你不敢想太多，害怕自己就此六神無主。你對自己說：「還沒走到那一步，之後再看著辦吧……」但你讀到的、聽到的內容，總會在暗地裡再次喚起你的恐懼。面對眾多的不確定因素，你缺乏安全感。

有些陰險的暗算會時不時偷溜進來。你的血壓數字似乎在惡作劇，身體疼痛限制你的行動和往來，你越來越難集中精力。有些時候，你可能會被一些無法控制的念頭給占據。你開始心悸，體溫升高，雙腿似乎無法再支撐整個身軀。這不會持續太久，等等就會過去，你很清楚……

你害怕自己會出事，害怕沒有人可以通知周遭親友。你害怕自己不知所措，害怕自己什麼都無法掌控。當然，你不會告訴任何人這些事情。

你可以從四個方面來應對這種隱憂。首先，當務之急是減少壓力，讓你的身體獲得休息。其次，你可以在時機成熟的時候，找到一處你可以信任的空間，把這種失去安全感的各種表現訴諸言語。接下來的想法，就是提前準備和規劃，讓自己感到放心。最後，如果需要的話，請釐清你可以依靠誰來真正地照顧自己；也許那個人就是你自己？

減少壓力

當你感到恐懼，像是擔心自己會發生意外那般惶恐，你就會失去安全感。過大的壓力不管有沒有道理，都讓你覺得自己會陷入危險之中。有些照顧者甚至會用壓力鍋來比喻：「我要爆炸了。」對此，首先要做的就是掀開蓋子、釋放壓力。如果走到這一步，請千萬要小心處理這個關鍵問題。

要解決問題，首先請關注此時此刻發生在你身上和周遭的事情。坐下來，讓自己放鬆一會兒。找回當下的意義和活力，也就是重新認識在你現在所處的位置上，正在發生什麼事情。你不必做別的事，只需要觀察周圍的事物，把事情看得更透澈。重點在於專注心中的念頭，傾聽它們的節奏和頻率，不要細究它們到底在告訴你什麼。你覺得怎麼樣？你現在感覺如何？對你來說，感覺到自己活著是很重要的事情。傾聽你的呼吸，觀察它持續變化的深度和節奏，享受生命力吐息的顫動。

接下來，開始思考你的目標。你能接受自己的期望其實不那麼重要嗎？也許合理的做法，是不要試圖把所有的事情都做到盡善盡美，而是每次只做好一件事就夠了。就算只是試試看，也會對你有好處。請記住，你不能影響或控制一切，無論你再怎麼用心良苦。請至少接受以下事實：有些人或情況是你無法改變的，它們令你感到擔心，那也是沒辦法的事。花點時間，試著接受它們原本的樣貌，把注意力只集中在你真正可以控制的事物上、集中在你能觸及的事物上，一次只做一件事，感受一下這種態度如何紓解你的壓力並令你感到放鬆。

是什麼令你身陷危險？

感到不安全，就是覺得有東西會傷害自己，它可能會反對你或以某種方式攻擊你的親人。但威脅也可能就來自於你，在你的身體或基因之中。這就是以下我想要和各位談的。

有些照顧者擔心親人的疾病可能有遺傳因素，他們可能會對自己的遺傳基因產生懷疑，不自覺地對某個親人心生怨恨，但更多的是害怕把這種基因遺傳給子女。這種恐懼發自內心，通常有部分是無意識的，但是多半難以言明。基因檢測的陰性結果能提供一定程度的安心，但卻不能完全緩解情況。仍有一部分家庭因素無關生物遺傳，而是根植於家族世代之間的關係上。在這方面，表觀遺傳學（épigénétique）可以提供很大的幫助。在現實中，基因遺傳的使用率大約只有百分之十五，使用到的基因部分會根據你的生活方式而改變，也就是你的飲食、呼吸，還有你運用身體和控制思想的方式。因此，從現在起，無論家族的遺傳如何，你都可以扮演影響自己未來的角色。

顯然，這一切取決於你控制壓力的方式。在面對壓力的時候，你會分泌大量的皮質醇。之前提過，這種強大的荷爾蒙會作用於身體的各個部位，包括你的大腦。它可以很有效率地提供你所需的一切能量，讓你採取行動，應對每天生活中的各種情況。它能刺激你的大腦，激發你的思維，減少你的疲倦感，甚至會讓你睡不著覺。它能活化心臟、動脈和肺部，增強身體的反應能力。它可以動員你的運動神經，幫助你做出反應。它會動用你的能量儲備，改變你的飲食習慣。你的體重於是出現變化，皮膚失去彈性，加深的皺紋說明了你的疲倦。皮質醇提供能量，但也剝奪了身體的資源，無法在身體需要自衛和進行修復時發揮用處。因此，長期處於壓力之下，你會更容易罹患各種疾病，但是只要防患於未然，你就可以找到恢復身心平衡的方法。

如何才能找回寧靜？

你害怕自己會發生意外，害怕讓親人和周遭的親友陷入困境。你提前部署，為自己和親人預作安排。你思考替代的解決方案，並因此產生將危機向後推遲的感覺，藉此減輕心中壓力並增加你的自信。

你可以寫下你的預立指示，或是指定一位你信任的人選，在公證人的見證下，簽署一份保障未來的委託書，一旦你失去自我支配的能力時，就可以正式指派某些親屬來接替你的角色。

在處理這些事情的時候，你等於打下了基礎，在必要時候安排好接替人選。當然，這並不代表你要棄船離去，而是證明你確實陪伴在親人身邊，同時對你自己和親人的處境擔負責任。就算現在你不想得到任何幫助和進行安置，你也可以把這些情況考慮進去。

這些安排有可能永遠不會派上用場，但最好還是提前規劃，以免助長無謂的焦慮。

誰來照顧你？

以你現在照顧者的角色來說，的確很難回答這個問題。最不假思索的答案通常是「除了我之外，沒有別人」，這並非全然背離事實。但你身邊能支持你、陪伴你的人，其實比你想像的還多，欠缺的是你自己對獲得旁人幫助、將日常重擔分擔出去的允許。這不是你的本性，而你也不習慣這樣做。

如此看來，確實，能夠幫助你的第一個人就是你自己。伸出援手的第一步，就是意識到你對自己的批評。它們總是如此理所當然，以至於你甚至不再加以留意。但是你會發現，這些批評特別地不厚道，幾乎是故意要刺激你、要摧毀你的信心。

接下來，問問自己，你真正需要的是什麼，有時這個問題非常難回答。最迫切的需求往往十分簡單：休息、喝水、吃飯都是當務之急。然後，你會需要平靜、安寧、自由，最重要的是依循自己的步調生活。緊接著，你可能會有與親人建立聯繫的強烈需求，需要去體會是什麼讓你們走在一起，並讓自己的付出得到肯定。其他諸如理解的需求、尋找意義的需求、自我成長的需求，甚至是信仰的需求，可能會在之後出現。此刻對你來說，最重要的是顧及你最根本的需求。就算無法每一次都加以滿足，但是只要稍加留意，就等於是接納它們進入你的生活，對你的身心都有好處。請善加利用它們，這是我所知道在防範未然上最不花錢也最有效的解決方法。

俗話說：「恐懼不能化解危險。」然而，我深信這種不安全感可以成為我們的救命稻草，因為它可以幫助我們調整自己的行為，或至少在思想上去正視自己最重要的需求，藉此重新找回內心的平靜。之後，你就可以採取行動，調整自己應對的方式，或許就能夠趨吉避凶，去影響未來的走向……

我撐不下去了

你勇於面對一切。過去幾天、幾個月、或許是好幾年，你一直沒有離開。親人需要你，而你陪伴在他身邊。也許你一直都是那種為別人付出時間和關懷的人，也許你一直都是那種人們面臨困境時會求助於你的人。

你的親人需要你，你做了正確的事情，但僅限於某種程度！

你感覺到準備引爆一切的火花就近在咫尺。你獨自承擔、咬緊牙關，你不顧那些會阻礙你、傷害你的東西，但是你的容忍值很快就開始下降。

你再也無法忍受任何事情。一句輕聲呼喚、一個腳步聲、一個無傷大雅的問題、一種氣味或一句無心的指教，都足以讓你土崩瓦解。你只有一個念頭：讓一切停止下來，無論用何種方式。

你很清楚，就算你遠走高飛，你的煩惱也會如影隨形，你就是無法放下。當盛裝情緒的杯子滿了的時候，你身不由己，只能轉換環境，讓自己呼吸片刻。你不一定會走得很遠，有時就只是在陽台上或是隔壁的房間裡。你可以大吼大叫、哽咽哭泣、發洩情緒、分散注意力，或是什麼都不做。

有時候，你會耗盡你的精力、你的耐心和你的付出，直到沒有任何力氣。你跨越了自己的底線，任何事物你都看不順眼，包括你自己在內！

說到這裡，我要和各位分享安娜和紀堯姆的故事，他們是一對老夫妻，目前已經退休了。

他們一起經歷了比別人更加動盪的人生時期。他們的工作職責有時讓他們分居兩地，他們共度過美好的時光，但也經歷過痛苦的失落，並始終一起面對。他們有自己的持家理念，這些價值觀維繫著一家人的團結。自尊一直是他們成長過程中很重要的一個價值，他們也將它傳遞給自己的孩子。他們的子女已經長大成人，而且事業有成。安娜和紀堯姆對於自己為人父母可以成功教育子女，感到非常欣慰。他們擁有一個舒適的居家環境，而且今後的兩人生活也不虞匱乏。他們開始一起旅行，但次數不多，因為紀堯姆罹患了帕金森氏症。

剛開始的時候，他不想讓人看到自己會顫抖，於是在吃飯時把手藏在桌子底下，這樣就足以粉飾太平，生活一切照舊如常。後來，紀堯姆的步履變得蹣跚，有時手臂還會做出失控的動作。安娜和紀堯姆外出的次數越來越少，街上陌生人的異樣眼光令安娜非常痛苦，但她仍舊緊緊守護在紀堯姆身旁。對安娜來說，前往醫院或是進行理療，很快就成了一場煎熬。看到那些生病、喪失理智的人，她簡直無法忍受。她再也無法陪紀堯姆去看病，所以後者只好自己搭計程車前往。用餐的時候，她也無法忍受丈夫狼狽的吃相，頓時就沒了胃口，還經常放任紀堯姆按照自己的節奏獨自用完餐點。她對這樣的想法感到自責，但坦白說，她只有一個念頭：結束這場折磨！一次摔跤意外打斷了原先居家照護的安排。這棟老房子的布置沒有一項符合長照需求，家中樓梯成了無法克服的障礙。紀堯姆不得不搬進養老院，光是想到這裡，安娜就覺得不舒服。她無法忍受丈夫現在的德行，也不能忍受對她來說已經算是非人類的養老院老人，甚至連前往養老院的道路她都看不慣。

也許你和安娜一樣，出於不同原因，覺得自己再也無法承受現在發生的一切。今天、此時、這一刻，你覺得自己已經觸碰到付出的極限。這甚至已經不是堅持到底的問題，因為底線就在你眼前。你到達極限，告訴自己：「必須結束這一切。」你想要高舉雙臂，對著可以聽見的所有人高喊

「停」。你扛不住了，受不了了。你覺得自己就要崩潰，即將爆炸。你已經沒有能力去面對，這甚至已經不是信心、能力和專業的問題。情況讓你窮於應付，當務之急是現在、立刻，採取不同的做法。

你拿起電話，隨便打給任何人，首先是15或112這些醫療或緊急專線。除了「我受不了了」之外，你真不知道還能說些什麼，這是一個關於存亡的問題。此刻，你把自己和親人的命運交到別人手裡，決定權已不在你。愧疚感不再糾纏著你，你沒有任何悔恨，你已經堅持到底了。

讓專業人士或其他家庭成員做決定，你退居二線，不必承擔改變的責任，你已經盡力了。

有時，需要一個觸發事件才能促成決定。事件可能是親人在身不由己的情況下造成的，包括摔倒、病情惡化、發生緊急或危險的情況、出現了暴力或不當行為，甚至親人抗拒一切幫助，使自己身處險境之中。窮於應付的情況也可能直接與你相關。倦怠感使你無法起身，身體的不適、意外或疾病等，讓你不得不優先處理其他問題。

無論發生了什麼事，都是「具有正當性」的緊急事態，就連你也得接受。它迫使你必須做出交棒的決定，但在之前這是多麼困難的事。你的良心已經無力反對，沒有其他選擇，必須由其他人接手。

這讓你立刻放下心中大石，卻也讓你感到不知所措。突然間，你面對了一種新的變局，你必須加以適應。

事後重拾自己的人生，走上別的道路，那又是另外一回事了。你的思緒肯定還想與新的局面討價還價，於是你問自己，難道沒有其他方式？難道沒有轉圜的餘地？但是此時此刻，放手讓自己好好休息才是當務之急，這可能需要一些時間。

Part 4

有我陪著你

找尋過程的意義並尋回穩定

在家庭生活中，親人生病或失去自主能力絕非大家所樂見。隨著親人年齡的增長，你多少能預見他所需要的幫助，但是我們往往傾向認為這種情況只會發生在別人身上，好讓自己感到放心。所以一旦不得不去面對的時候，我們通常會需要與現實妥協，然後盡可能用自己的方式去適應變局。

親人出現行動不便的情形會影響家中的每位成員，每個人或多或少都會選擇對自己有利的立場，因此有些人受影響的程度會比其他人更多。沒有任何事是理所當然的，你必須適應持續變化的情況，這迫使你一再修正自己的優先事項，重新關注在最重要的事物上。

在這趟路途中，也會有難忘的瞬間、美好的分享，以及因身不由己而意外收穫的能力。你可以藉此機會與過去和平相處，對未來懷抱一些憧憬，品味每一刻的至美時光。照顧親人改變了你看待事物的方式，讓你更加真切地面對自己。

在最後一章裡，我提議讓我們一起問問自己，在你擔任照顧者的經歷中，是什麼賦予了價值和意義。你從簡單而真誠的付出中，找到了某種平靜。你從不會長久的事物中，更進一步體會到它們的可貴和美麗。你終於看清了最重要的價值，也就是你以屬於自己的方式所貢獻的價值。身為一名照顧者沒有什麼好驕傲的，但你可以對自己在過程中扮演的角色感到自豪。

我的親人很好，所以我很好

每當有人問起：「你好嗎？」你通常會回答：「我很好。」有時則難得說出：「我不好。」你的反應就像是在填寫一張健檢或社交評分表，只不過它無法真正交代你的狀況。

有時，「狀況不錯」和「感覺良好」可以同時並存。如果你的生活還算愉快，健康狀況不錯，同時感覺良好、身心和諧、心情輕鬆，就是屬於這種情況。我相信在你的記憶中，一定經歷過這種「超然世外」的時刻，而你有時會回想起當時幸福的時分。

相反地，有時你「狀況不好」、「感覺很糟糕」，好比說你可能罹患支氣管炎且發高燒。你被迫休息，什麼事都不能做，同時你覺得很難過，因為你無法履行自己的義務，還給別人添了麻煩。

你的情況也可以是「還算不錯」，身體健康，生活尚稱舒適，眼前也沒有太多的問題。只是「感受很糟」，感到焦慮和害怕，或者想到生病親人就覺得難過，這種情況經常發生在陪伴的過程中，尤其是剛開始的時候。最困難的地方在於即使你的親人「不好」，你也要繼續保持「不錯」或「還算不錯」的狀況。重點在於盡可能維護自己的健康，用各種方式提振自己的士氣。因為如果你的身體不好，你病倒了或是情緒低落，你就無法擔任稱職的照顧者，親人的情況自然也會因此而惡化。

還有一種情況是，你可能「狀況不好」但是「心情愉悅」、「感覺良好」。舉例來說，腰痛讓你動彈不得，但是有人用體貼、溫柔和善意來照顧你。有人用熱精油幫你按摩，氣味芬芳宜人。對方還為你準備可口、紓壓的飯菜，並在你舒服坐著的時候，用托盤端來給你享用。你覺得好極了，因為本該由你做的事情都有人完成了。

對於你的親人來說也是如此。他們可能身體不舒服，病得很重，而且知道自己永遠不會好轉。然而，即使是在這種狀態下，他也能夠經歷「心情愉悅」的時刻，因為他很放鬆，得到了你的安慰。他並不是真正的悲傷，也不會害怕什麼。他就是感到愉悅、平靜、舒服，近乎幸福。

這種區別是很重要的。做一個「心情愉悅」的人，就算我們的「狀況不好」，也能夠讓人感到幸福，讓人享受此刻的生活。這不是最重要的事情嗎？

我經常問照顧者：「你需要什麼？」或是「什麼可以讓你開心？」這些問題很簡單，但有時答案卻不盡然，特別是當對方早已失去了問自己這些問題的習慣。答案中最不假思索的通常是：「他好起來我就很開心。」

但是在這句回答裡，卻不自覺透露著巨大的痛苦根源。患有不治之症的親人永遠不可能「好起來」，頂多是當他身邊有人作伴，接受良好的陪伴和適當的照顧時，他才有可能「感覺良好」。想要他好起來，就是想要治好他、想要激勵他，並且暗自希望能夠回到從前，這就等於設定了一個你無從實現的目標，讓你注定處於失敗境地，對自己的能力失去信心。如果此時你心中還是認定「如果他不好，你也不會好」的話，那麼你就永遠不會好起來。你的立足點將永遠無法帶給你平靜，哪怕只是短暫的解脫。但是，你又如此迫切地需要它，希望它可以卸下你心中的重擔，為你的付出帶來豐富的意義。

有些照顧者會去找人按摩或是上一節冥想放鬆課（sophrologie），度過一段有人呵護的時光，重新找回身心舒暢的感覺。

另一種方式是換個角度看待照顧親人的過程。如果親人可以用自己的方式實現「感覺良好」這件事，你覺得自己也可以跟著「感覺良好」嗎？這句話看起來很玄，請不妨來看看在實踐中它如何改變一切。

有一天，迪迪耶在諮詢中表示，他無法忍受患有阿茲海默症的妻子「什麼都不做。……她早上起來吃過早飯後，就坐在沙發上。」他難過地表示。「她以前根本閒不下來，會在家裡做很多事情，安排各種活動和外出的節目，但是她現在連朋友都不聯絡了，甚至也不再跟我提起花園裡的情況。我之前會種種花草，她也會提供我一些建議。我很樂意和她討論，種些她喜歡的植物讓她開心。但現在，連我都失去了種花的興致。」

我問他是不是覺得她待在沙發上會很不舒服？

他的回答很具有啟發性：「不，我不能這麼說。她看起來其實很不錯，舒舒服服地坐在沙發上，從來不會抱怨。她經常會拿起一本雜誌翻閱，盡情享受閱讀的樂趣，她甚至會帶著笑意。」一段長時間的靜默讓他終於面對自己的感受，他重新開口說：「其實，她這樣的時候，是我覺得不好受。我想要把她搖醒，然後找回從前的她……當我這麼做的時候，她就會不開心，我看得出來她很不好受。我知道她再也不會好起來，但是，說真的，當她躺在沙發上的時候，她其實很好。」

這次諮詢讓他覺得自在許多，幫助他可以用更加平心靜氣的方式，轉換角度看待事情。他慢慢學會讓自己感覺舒坦，只要太太能夠平靜安樂。

無論人生順逆，我都會陪在身旁

有些日子裡，你心情愉悅、精力充沛而且衝勁十足。你對所有的事情都胸有成竹，知道如何才能做得好甚至是做得更好。你對自己很有自信，相信自己能夠推動事情的進展並掌控大局。在這股活力和熱情的驅策下，你往往會樂觀看待事情。只要你再發揮一些幽默感，保持距離和客觀，一切都會進展得非常順利。

在其他的日子裡，你覺得心煩意亂，什麼都不順心。你想要做點什麼，卻因為一些微不足道，或沒有預料到的小事半途而廢。它讓你煩躁，讓你惱火，讓你失去耐心，讓你大發雷霆。

另外，你還得面對那些疑懼的時刻。你害怕自己做不到，對未來感到焦慮，對親人的健康、甚至是自己的健康感到憂心。你一直盡你所能，但你覺得自己不夠用心、不夠專心、不夠認真，雖然你一直陪伴在親人身邊。

難過的情緒讓你久久不能釋懷。你一個人在浴室裡，無法停止哭泣。有時候，你再也流不出眼淚，只是感受到一種冰冷的痛楚，從臉龐、雙眼和嘴唇一路往下將你凍結。大多數時候，你都是躲在一扇緊閉的門扉之後，獨自經歷這些時刻。你沒有發出任何聲音，因為你的親人就在隔壁。你不想讓他知道，你不要告訴任何人，這是你的祕密——有時令你吃力背負的祕密。幾分鐘後，親人呼喚你，你急忙回答：「我當然在啊，等我一下。」你確實就在親人身旁，無論忙不忙碌，淡定還是煩躁，溫柔還是粗暴，你就在身旁，用屬於自己的方式陪伴他。

長久以來，你一直在責怪自己「辜負大家期望」。大家建議你慢慢來，身段放柔軟，要表現出理解、溫柔和善良。可以做到的話，事情當然就會更加順利！但你不一定辦得到，這很正常，因為這實在太難了。現在，你明白了，最重要的是陪伴在他身邊，就像你正在做的事情一樣。當親人需要你的時候，盡你所能地陪在他身邊。

你參加了幾次照顧者聚會，終於明白「身為照顧者」原來就是如此。所有人都會經歷不同強度的各種情緒狀態，而這些情緒會不斷變化、蛻變，然後被其他的情緒取而代之。即使是最張狂的憤怒、最巨大的悲傷、最深刻的焦慮，也會自然而然地淡化，逐漸煙消雲散。身為一名照顧者，意味著要經歷疲勞的各個階段，而且明知不可為而為之，因此這也代表過程中會有不可思議的發現。身為一名照顧者，意味著要放下偽裝、信仰和成規，走入人類經驗的核心。你很可能會因此失去從前的一些朋友，但你也會因此結識一些深深觸動你的人。

體認到萬事萬物都有結束的時候，讓人可以更積極把握共處和分享的時刻：享受手上的撫觸，享受一個眼神、一個吻，彷彿這是世上最要緊的事。

身為一名照顧者，並不需要每時每刻保持體貼完美，因為你不是機器人，而機器人也無法提供你付出的關懷。身為一名照顧者，就是全然地活在當下，直接面對周遭發生的一切，但最重要的是正視你的內心。過程很動人、也很累人，這種極端的拉扯就是令人感到矛盾的地方。

因此，重點不是要你忽略內心的感受，而是拉攏它成為你的盟友。認真看待自己最強烈的感受，認清它對你有多麼重要，因為這種強烈情緒會告訴你你需要什麼。你需要感覺好過一點、需要保持必要的靈活性和妥善安排時間。正視你的情緒起伏，它們是傳達活力和專注狀態的信差，扮演十分重要的角色。

傾聽這些情緒，因為你知道它們終會過去。專注聆聽它們的訊息，它們會傳達出你想要什麼或需要什麼。接受它們，或至少在思緒上去接納，你就會因此而感到身心舒暢，甚至可以持續好一段時間。

如果你現在的情緒十分激動，請盡量不要怪罪那些令人情緒失控的場面，它們不過是一則啟示、一條導火線，如此而已。你也沒有理由責怪自己，這些感受越強烈就越能挽救你的性命，因為它們迫使你改變做事的方式，告訴你要停下來，思考一下你需要做些什麼。這等於是往前邁進了一大步。

當情況進展順利的時候，請記下來，觀察每一個小地方，並充分享受這個時刻。這是很大的進步，令人滿心歡喜。當然，這種情況不會一直下去，正是因為如此你才要盡情享受，就像品嘗夏日裡多汁的甜美果實，令人回味無窮。

當情況比較麻煩的時候，要盡可能化繁為簡。一個微笑、一句歌詞、一段愉快的記憶，你都可以分享給親人。溫暖的微笑或爽朗的笑容，總是可以讓人冷靜下來，在面對眼前的情況時，就算是痛苦的時刻，也能雲淡風輕。不要執著在令人煩心的地方，它們遲早都會過去。

如果低落的情緒太過強烈、太過頻繁，也不要堅持獨自面對。說服自己去諮詢你信得過的人士，找一個願意傾聽你，幫助你找出真正需求的對象。這對你和你的親人都十分有幫助。相信我，我見過那些感到迷茫、瀕臨崩潰的照顧者，最後他們成功找出正確的道路，重新打起精神並掌控局面。只有願意獲得幫助你才能夠成功，而這是你應得的。

我努力傾聽自己並照顧自己

我的諮詢大多以握手、凝視和一句「好好照顧自己」結束，這是一種自然而然的反應，就像它是最重要的治療處方。我遇到的照顧者有很多一開始都只是聳肩回應，然後挽著親人離開。在診間裡，我經常聽到他們說：「坦白說……我不習慣聆聽自己。」這確實不容易，也可能是我所知道讓人最難接受的處方。

對照顧者來說，照顧自己不見得一定要成為SPA俱樂部會員、報名參加瑜伽課、預訂機票去享受一個當之無愧的假期，或是請醫生開立水療護理療程。當然，以上這些安排和許多其他活動的確都有益身心，我絕對十分推薦他們去嘗試。但是要從中得到任何益處之前，還必須創造有利的條件。這裡再次強調，所謂的條件不僅是物質的條件，你還必須安排照顧親人的輪替工作，找一個可以信賴的機構或是人選，同時擁有時間和金錢。

除此之外，你還會遇到一些潛在的、難以察覺且十分棘手的障礙，比如說你很難容許自己騰出這樣的時間，或是允許自己不計後果地大方享受。總而言之，就是很難不因此而感到愧疚。

你大可以享受最高檔奢華的ＳＰＡ、最富麗堂皇的酒店，獲得最體貼入微的照顧，但卻完全沒有任何心情去享受，因為你心事重重，你的身體也還沒有準備好。這絕對是適得其反的做法。你甚至可能會告訴自己，這不適合你，你不配享受這些，最好的辦法就是立刻回家繼續照顧親人。

當有人勸你照顧好自己時，你會對自己說什麼？有些照顧者認為這很自私，是浪費時間，他們有更正經或更有用的事情要做。照顧者通常會提到自己沒有時間，他們總是有更緊急的事情要處理。有時，教養的背景也會形成阻礙，優先為別人著想的念頭已經深植於家族基因，或許在各位的基因裡更是如此。的確，照顧自己往往不是當事人習慣的做法。

不「習慣」傾聽自己的人通常來自於一再提醒他們要勇往直前、不要退縮的家庭。對他們來說，頑固堅持是一種生存的力量。的確如此。他們學會了百折不撓，在內心深處找到奮鬥的意志，這份堅定不移的決心成就了今天的他們。顯然，這就是支持他們活下去的原因，也造就了他們今天的處境。對他們來說，傾聽自己就意味著抱怨、以受害者自居，甚至是軟弱或至少是在示弱，承認自己脆弱就是怯懦的表現，會讓人付出很大的代價。只要還有力量採取其他做法，他們就不會允許自己這樣做，這確實相當了不起。

這些照顧者異於常人的堅持十分勇敢而且動人。每日每夜，他們很有可能不斷在腦海中提醒自己，而且不由自主地專注聆聽自己。他們的思緒中存在許多禁忌：「不能放棄」、「加油，不要放手」、「千萬不可以坐下來」、「你一定要」、「沒有其他選擇」、「死了才可以休息」、「挺下去」……這些話語激勵他們，給予他們勇氣，總是本能地迴盪在他們耳邊。

「傾聽自己」可以從認識自己反射性的念頭開始。這些想法向來能夠派上用場、提供幫助，這一點毋庸置疑，但是它們有時也非常嚴厲，相當蠻橫暴力。如果是出自別人口中，甚至會令人感到難過和痛苦。認清這一點，就可以明白它們不經意對情緒造成的影響。

會令人六神無主的不僅是這些情況，還有你心中對這些情況的看法。

沒有必要去批判、評論或是逃避這種反應。聽聽你自己的看法，審視自己的念頭，扮演一個旁觀者。按部就班，你就可以處之泰然。

當你面對一個令人不知所措的情況時：

- 留意你反射性的念頭，試著寫下來，記錄自己的想法。
- 思考它們在你身上引發何種情緒，它們讓你有何感受。請注意，這是關於你對自己的想法做何感想，而不是你對情況的看法。
- 想像一下你要如何正視這些看法，還有你要拿它們怎麼辦？總會有許多解決方案。為了幫助你自己，首先，你可以想像自己面對一個正在感受這些情緒的孩子，而你可以如何去照顧他。
- 現在，請回想其他你可能產生過的念頭，它對你有什麼影響？你有什麼感受？

傾聽自己的聲音不是自私，而是人之常情，每個人都會不自覺地這麼做。有時在過程中，你沒有保留足夠的空間，去思考原來你可以為了善待自己而做出改變。你擁有別人沒有的力量，要學會去善用它。

照顧自己，首先是指照顧好自己的感受，接納自己內心深處的情緒變化，並以理解和善意來面對，這是你應得的。你可以平靜、低調、安穩地去實踐它。你可以從自己信任且貼心的對象那裡獲得幫助，他會知道如何引導你。接下來，你可以學習照顧自己、溫柔地對待自己，這是屬於你的神奇能力，沒有人可以偷去，你可以好好地善待自己。

如果你聽了親人的話，擱置了你對他的安排，也許你就能理解失去自主能力已經侵蝕了他的自信心。為了生存，他需要堅持自己的觀點。你不必同意或附和他的說法，但你可以說服自己單純去傾聽，而不逃避或是做出激烈的反應嗎？就只是傾聽而已。過程中請你坐下來，讓他暢所欲言。當他說話的時候，去感受你有多麼專注聆聽。也許你內心有個聲音在對你大吼，你還有其他的事情要做，你這是在浪費時間。但如果你能做到的話，就盡量多留一點時間傾聽親人，同樣專注地聆聽他和你自己。此時，親人很有可能會說出肺腑之言，向你訴說他對必須依賴人照顧的恐懼，也許還有對死亡的恐懼。但即使面對這種情況，也請不要加以回應或是打斷他。讓他說出應該坦白的心情，或許他會以自己的方式證明你對他的重要性，證明只要有你在身旁陪著才能讓他感覺安心，這也許是他唯一在乎的事情。不必特別期待什麼，也無須強求什麼，你只需要說服自己去傾聽。

我已經可以聽到有人會說：「那誰來傾聽我呢？」你當然有很充分的理由這麼問。在逆境中有人可以傾聽也是你的需求，有時甚至十分重要。而當下第一個可以傾聽你的人，很可能就是你自己。你聽見心底的聲音，它不斷在批評、評論和批判，每個人的內心都有這樣的聲音。也許你實在不知道該如何去傾聽，但事實上，你早就已經這麼做了，而且從未停止。你傾聽內心的想法，並且信任它們，彷彿它們總是在說真話，彷彿它們就是你自己，但沒有什麼比這更離譜的了。當你告訴自己，你無法勝任照顧工作，那顯然不是真的。你已經盡了全力，但一些非你所能決定的外在環境，讓你無法再付出更多。也許你可以先走到一旁，以旁觀者的身分審視自己的想法，傾聽它們的聲音，就像你之前傾聽親人一樣。你不必同意或是加以回應，只需要聆聽就好，不多也不少。

這件事並非一蹴可幾，請偶爾努力看看，感受一下它能帶給你什麼收穫。如果有必要，請將感受寫下來，它可以幫助你更客觀地看待一切。當然，在某個地方，可能就在你身旁，有個人可以傾聽你，幫助你覺察自己的需求。能實現這一點的唯一條件，就是你容許自己這麼做。

每一步都有我陪著你

扮演照顧者有時是種本能，但更多時候是形勢所迫。我們總會亦步亦趨地學會該如何面對。然而，情況有可能突然發生，例如中風，也可能在不知不覺中潛入日常生活，然後隨著親人罹患神經退行性疾病而逐漸明朗。無論何種情況，成為照顧者就等於是在建立一個發病前後的過渡時期，每個人都需要加以適應，而這自然也需要時間。

一開始，沒有人希望生活發生變化，只盼情況能恢復到「像從前一樣」。發生這種情況讓人無法接受，最要緊的是奮力反抗。這種反應讓我們能夠在第一時間加以面對、採取行動，對抗這種動盪所引發的焦慮。這也是一種我們在事後可以說服自己，一切努力都已經嘗試過的方式。照顧者會因此減低內疚感，覺得自己已經付出最大心力，無論最後結果如何，都不會對發生的情況感到（太過）自責。

即便如此，你也無法一再阻擋事態的發展。就算你盡心盡力，親人的病況也可能無法好轉。你對此無能為力，但至少你可以改變自己看待情況的方式，以及該如何面對種種不確定性和對未來的恐懼。

在某個時刻裡，親人的健康狀況終究會惡化，這始終無法避免。疾病名稱的宣讀和預後的確立，為你情有可原的擔憂提供了一個範圍和意義。重病的宣判總是讓人措手不及，無論它是證實了心底的恐懼，還是讓人感到意外。同時，它也能幫助每個人選定立場，用最適合自己的方式來解讀正在發生的事情。

當未來越來越黑暗的時候，你往往會急躁冒進，用悲觀的角度來看待一切。你的大腦會出現本能反應來保護你，設想最壞的情況來幫助你做好準備或設法逃避。有時，這些想法會麻痺你，名副其實地阻撓你前進和做出正確決定。有些時候，它們會激發一種蒙受委屈和憤怒的感受，導致你衝動行事。對任何大小事都憤恨不平，至少讓人可以在當下獲得宣洩。只有當你明白心中無法以其他方式加以表達的深層需求時，這些在本能驅策下的反應才能夠幫助你成長。請求助一位態度尊重且關心你的人來幫助你來實現這一點，這對你和你的親人來說通常會是很有幫助的。

事實上，對未來各個階段預作準備、規劃，並列出完成階段工作所須動用的資源，是可以讓人感到安心的積極態度。知道自己安排了一張隨時可以發揮用處的照顧安全網，或是在事情出錯時的其他「備案」，讓人可以在難以預測的日常生活和不確定的未來之中，重新拿回一些主導權，讓自己放心。

除此之外，臨機應變也能發揮用處。沒有任何事可以完全按照計畫進行，專注於當下時刻有助於克服突發狀況。

因此，最好的做法是至少在初期的時候，有人可以從旁協助你，而你設法把握住每一天與親人共度的時光。你可以時時留意對方的需求，同時也可以時常發揮創意，表現出溫柔和喜悅。面對處處受限的日常生活，放進多一點的柔情、彈性、機動性和笑容，往往可以讓人把事情看得更透徹，並改變自己體驗生活的方式。這無疑是一種保有自信和平靜最正確的態度。

陪伴失去自主能力的親人是一條漫漫長路，是一段讓人感到惶惶不安的旅程，是一次照顧者試探自我極限和面對自我反抗的體驗。體認到這一點，我們就能超越自己，從自己的內心深處汲取意想不到的堅韌力量，最終更深刻地認識自我。你也可能會對自己的付出感到驚訝。「這完全是發自內心。」你說。要體察到這一點並不容易，保持對周遭小事的驚奇有助於培養感恩的心，至少對鼓勵你付出的身體和心靈心懷感激。看重這一點，就等於是在善待自己。

面對諸多的不確定因素和擔憂，照顧者要想一邊傾聽內心感受，同時不因為親人的情緒而自亂陣腳真的很不容易。照顧者的反應可能會因此變得衝動、傷人，同時也傷害自己。想要客觀看待傷痛，放下它時不時喚起的昔日悔恨是很困難的一件事。這種情況會讓人陷入糾結的情緒，導致你喪失自己的個性、自己的慾望並放棄自己的需求。你甚至不敢再有奢求和慾望，害怕它們遭到阻撓或是落空。想要重拾些許平靜，就必須付出時間傾聽自己的聲音，用最大的善意去關注自己的感受。了解內心的利害權衡和你真正需要的東西，這些往往能夠提供幫助。如果並非所有的需求都能得到滿足，但至少可以坦誠面對並加以理解。因此，請衡量你能做到何種程度，如何才能更恰當地協助和陪伴你的親人。沒有現成的配方，建議也可能來得並不湊巧，但真正的解決方案早已在你心底，在你的內心深處。對你來說，最重要的是去正視它們並將加以審酌。有時，你不得不用盡自己的氣力或能耐，過程中的不幸事件可能會促使你立刻做出決定。無論是摔倒、感染、病情急轉直下、行為失常或是無法平息的疼痛，每一次它們都會徹底改變醫護流程。

每一個階段都會出現變化，你必須去適應它。你最初的反應可能是驚訝、沮喪、憤怒、悲傷，之後才會回神過來，適應和面對新的變局。每一次的變化都有自己的路徑和節奏，這完全正常而且合理，不必為此自責。請銘記在心，這段旅程除了令人感到疲累之外，還會讓你發現意想不到的新資源。它會顛覆你既有的認知，讓你觸摸到內心深處最重要的東西。在這些不同的階段裡，你都可以認識到關於你自己、你的過去、你的關係，以及你對未來的優先考慮。

每一個片刻都會出現你的附加價值。你如此可貴，擁有十足的人道精神。身為照顧者，你不必一定得親自張羅所有事情，委託、協調、安排、支持身邊的其他照顧者也是很重要的事。在這樣的過程中，無論發生什麼，你都可以獲得平靜，重新關注自己。意識到自身個體存在的獨特和珍貴特質，有助於培養對自我的肯定。你會因此對未來更有信心，不管前方有什麼在等著你。

即使發生最壞的情況，你仍然是一個自信的照顧者。過程中累積的經驗，讓你比任何人都清楚如何緬懷你的親人，他因你而活著。你可以把這段經歷帶來的收穫，分享給其他照顧者或是年輕人。你可以更自在地生活，專注於真正重要的事情。

此刻有我陪著你

你有很長一段時間難以接受這些改變和疾病，認為一切都將與從前不同。

你經常想起過去，你的患得患失讓深埋已久的遺憾和怨恨浮出水面。你帶著不確定和焦慮去看待未來，再也無法做出任何計畫。你覺得一切似乎都在崩潰，你失去了安全感、失去夢想，甚至是你的健康。

你有時還是會任憑思緒穿越時空，但你覺得立足此刻、身處當下，可以幫助你勇敢面對，一步步往前邁進。

你按部就班，與過去和解，你學會了寬恕。這無關膽怯或是健忘，而是放下你無法改變的事情，讓自己擺脫它們的束縛。

你好想前往他方。有時，你仍有旅行的念頭，想去看場電影或是參觀博物館。當然，一切都能如願就好極了。你也很清楚，對你來說是得償夙願的各種限制和安排，其疲累程度遠勝過你可以從中獲得的好處。

但是你不會就此放棄，你知道還是有圓夢的機會。但是你卻選擇留在親人身邊，承擔自己的角色，局面也因此而改變。面對親人罹病而阻礙你實現夢想的煎熬，你終於可以淡然處之，因為這麼做你才能心安理得。只有在這個時候，你才能真正享受每個片刻。你了解到與親人相處的時日無多，而且極為珍貴。你為自己的付出感到自豪，或至少知道自己仁至義盡，未來如何你都問心無愧。

你更透徹地了解到自己的需求。當你想喘口氣，安排一個屬於自己的時刻時，你可以更容易辦到，因為你知道如何在適當時間找到你可以信任的人。無論這些時刻是短是長，是難得一次還是規律發生，你都會欣然去享受，這是你應得的。這麼做不僅很有幫助，還能提高容忍度，讓你堅持下去。

預作安排能讓你獲得安全感，再說這並不代表最壞的打算一定會發生，只是以防萬一的安全措施。在日常生活中，你少了點擔心，多了些空間和耐心。

專注於當下，就是把注意力放在自己身上。需要的時候，你可以照顧自己的健康。無須對此感到不好意思，你追求身體健康，是為了專注照顧並陪伴親人走到最後。

我陪著你，施受共與

一段時間以來，你一直陪伴親人經歷病痛的折磨和自主能力的喪失。在大部分的時間裡，你就像生活在隧道裡。你如履薄冰，卻不知道自己要前往何處，而明天又會如何。沿著這條路走下去，你就會慢慢適應。你正視自己的恐懼、憤怒和悲傷，你也會享受溫柔或喜悅的時刻，它們如此難得，所以感受更加強烈。

在令人分身乏術的生活裡，你有時會遭遇意想不到的情況、遇見不同的人、經歷難得的時刻。過程中，你很清楚你仍然忠於自我，但你對事物的看法也發生了變化。你往後退了一步，專注於事物的本質。成規已不那麼重要，你欣賞簡單和真實。你需要證明的東西變少了，要分享的東西變多了。你認識到善意是為許多情況解套的關鍵。你的身段更加靈活，更能夠適應突發的事件。

你會驚訝體會到所有事物美好的一面。說到底，陪在親人身邊，在你身處的位置上，用你最真實的樣貌，讓所有人都能安樂度日，才是最重要的事。這段經歷改變了你，也許更多的是你改變了你自己，讓你能往令人驚喜的方向發展。

我陪著你，我明白了自己的價值

即使身在遠處，你還是能透過你的存在和你的思想來傳遞自己的能量，分享你對事物的看法，傳達你的關心和你的價值觀，帶來與過去不同的新氣象。

今天即使什麼都不做，你內在的本質也並非全然中立。你的角色，你存在的事實，肯定都會影響事態的發展。我可以聽到有些讀者對此存疑。各位大可以心生懷疑，睜大眼睛尋找鐵證，我完全能夠理解，但請容我簡單說明在諮詢過程中時常觀察到的情況。向我傾訴的病人經常會提起身旁的照顧者，但同時也會談論那些缺席的、遠方的，甚至是已經往生的親友。即使已經上了年紀，這群男女還是會談論自己的母親、父親以及遠方和過世的親人。他們談論和對方共同的回憶，也會將這些人稱作導師、模範，表示這些人至今仍深深支配著他們的某些行為，促使他們堅持下去或是反過來就此放手。這群親友以各自的方式表示支持，他們也是照顧者。我們可以從中提出一個普遍而廣泛的照顧者定義：提供支持和陪伴的人，而不是為了實現自己擅自決定的計畫而利用病患弱點的人。兩者的分野十分微妙且不斷變動，我們必須在道德上進行反思，並在個案的基礎上界定一個範圍和方向。

那你呢？面對那些曾與你短暫交會、或是共度一段生命歷程的人，在他們心中你想要留下何種典範和回憶？對於自己所遭遇的情況，你可以提供何種獨特貢獻？你如何影響事態的發展、影響周遭親友的幸福？

你無須付出許多，就能影響別人的生活。你只需要做你自己。這讓你可以更自在、更誠實地呼吸。

如果你想付出更多

你有時可能會因為親人或生活中的其他波折，而無法如你所願地付出。之前書中已經提到過，這令人非常沮喪和痛苦。你感受這種情緒的方式會改變你的行為和反應，而它們會以各自的方式影響親人現在和往後的處境。即使面對阻礙，你仍會付出一些個人的東西：觸動或激勵人心的關懷、可能萌芽的意向、對對方存在的激勵、屈服於「拒絕」的念頭、不顧一切的聆聽。這些行為本身就具有不可多得的價值。

即使你有時覺得自己沒有任何貢獻，但你存在的事實就足以影響你的親人。它讓一切改觀，無論你是否意識到這一點。

試著想像一下，如果沒有你會是什麼局面？一切都會大不相同。當然，人總會適應並找到解決各種情況的辦法，哪怕是最糟糕的情況。這些解決方法有時令人厭惡而且差異很大，但是人性討厭空虛，總會找到某個東西加以填補。

這裡沒有評判對錯的意思，情況就是如此。在和你一同思索的過程中，我感興趣的是你認為這究竟會改變什麼。今天你做了哪些一旦沒有你就不會存在的具體貢獻？你的缺席會造成什麼缺憾？因為只要花點時間真誠反思，你就會發現一個無須費心外求的寶藏，一個只有你才能找到的無價祕寶：你的價值。

無論你怎麼想，你陪伴在身邊的事實本身就足以讓親人改觀，無論是直接還是間接。

其他人可以提供護理服務、訪視、保障日常生活，但是對於親人的現在和未來，你的影響力才是獨一無二的，尤其是當你和他一起生活的時候。你如何面對你的與眾不同？是什麼成就了你真實可靠的模樣？

如果你住在親人附近，你單方面的態度就足以影響照護工作的安排，以及親人的士氣和行為。

這就是柯哈莉的遭遇。她陪伴母親走過漫長又令人難過的阿茲海默症腦損傷之路。儘管柯哈莉的工作很忙，但是她從來不會失約。她和母親的關係一直充滿了摩擦，而且始終沒有好轉。她想要盡全力來幫忙，但母親卻經常唱反調，強調她仍有自由意志和生活自理的能力。柯哈莉覺得自己被澆了冷水，於是越來越容易惱羞成怒，發火的速度也越來越快。母女之間的討論想當然也是針鋒相對。有些時候，柯哈莉的母親會主動打電話給她，不分白天黑夜。每當老人家無法正確使用遙控器或者馬桶沖水似乎出現問題的時候，她就會撥打女兒的手機。柯哈莉無法忍受這些無視其生活作息的侵擾，她越來越沒耐心，母親則感覺被人拒絕，在拋下一句「既然這樣，那以後就不必麻煩了」之後，隨即掛斷電話，這讓柯哈莉更加苦惱。

這些失控的情緒令柯哈莉疲憊不堪。她被迫請了病假，但卻讓自己陷入極大的焦慮中。後來，她在「機緣巧合下」認識了一位懂得傾聽同時值得信賴的治療師。她一步步透露自己非常渴望與母親建立一種聯繫，一種和睦的關係和親情，而母親也這麼期待著。母女倆之所以輪流將對方拒於門外，是為了保護自己纖細的情感，同時害怕被對方傷害。柯哈莉付出時間了解她需要有人可以傾聽，認清自己對尊重、溫柔和善意的需求。她鼓起很大的勇氣，聆聽自己的聲音，並聽見了她對自己毫不留情的批評。在認真努力下，她學會了原諒自己。唯有如此，她才能將母親和疾病區分開來，才能夠客觀看待母親拒絕幫助的反應，更恰如其分地應對生活中與日俱增的煩惱。柯哈莉在過程中有許多收穫，她變得更加淡定，與母親的關係也更加親密。她可能也因此挽救了自己的人生。

後記

你是一名照顧者，你曾經是一名照顧者，也許將來你會成為一名照顧者。照顧存在於所有的時態中，包括未完成過去式和條件式，但最常見的是現在式。

它不是一種身分，更不是一種狀態。照顧是一個行為動詞，它要我們做的往往是陪伴勝過付出，而且更重要的是要善於應變。

每名照顧者都有自己獨一無二的經歷，同時也從來不是孤單一人。照顧是個可隨不同人稱變化的動詞，尤其是複數人稱：我們照顧、你們照顧、他們照顧。總有一天，每個人都勢必得照顧某個人。

照顧總是離不開如幫忙、報恩、償還恩情這類的服務，但兩者太常被混為一談。將照顧關係看作是一種真正的交流，可以避免將照顧看作是犧牲。照顧的確是一種付出與接受的行為，因此可視為一種不斷進展的過程。

的確，照顧可以只有幾分鐘，也可以是一輩子，重要的是找到合適的步調，兼顧行為的分寸和關係的平衡。因此，照顧不再是一條受難路，而是一支需要不斷調整步伐的舞蹈。

有些時候，量力而為是最重要的原則，有些時候則必須積極進取，引領你的親人，一起踩著正確的步伐，將舞步串接起來，跟上節奏不要拖拍。按照規定的節拍跳舞，會耗費大量的精力，有時你會需要喘息。

聽取建議並做為借鏡，可以幫助你實現了不起的「高舉」動作。高舉對方是何等精采的演出，就連觀眾也心馳神往。但是少有人注意到這個動作需要使出渾身解數，只有專業人士和其他照顧者才會明白它背後的努力和付出。

當照顧年深日久，你必須放慢腳步，傾聽你的舞伴。舞曲可能轉為慢舞，拉近雙方的距離。此時，請讓對方牽引你，跟著對方的節奏，讓照顧工作有所進展，在對方懷抱裡感受到的幸福可以保護你、支持你。

照顧是一種無法學習的舞蹈，但是每一步都允許即興發揮，沒有跳錯的疑慮。有走向對方的舞步、有退後的舞步，有側步、有側併步，還有小碎步。每個人或多或少都跳著優雅輕快的舞步，每一步都能發揮作用，它至少可以讓人恢復平衡，再跳出下一拍的步子。

照顧不是考試、也不是比賽，除了你自己沒有其他評審，但你往往是最嚴厲的評分者。每一名照顧者都應該得到滿分，因為他總是不遺餘力，付出最大的努力，扮演自己的角色，並且求助於身邊的親友。

照顧是一種驅使人們挑戰極限的經驗，有時你甚至必須超越極限。有些舞步讓人膽戰心驚、望之畏怯。它們迫使我們另闢蹊徑，找到自身的道路去取得自己的資源，過程中總會有令人驚喜、美好和始料未及的發現。

照顧代表克服歧見，找出其中細微的共同點，在陰影中見到光明。

照顧是不希望事物保持原貌，而能順應變化。世上沒有東西是永遠不變的，就連人的信念也是如此。

照顧是意識到生命終有盡頭，而這就是生命的意義所在：不惜一切代價去愛護生命。

沒有什麼比珍惜與親人共處的每一刻更重要的事，這也等於是展現自己最可貴的一面：心甘情願付出全然的愛。

國家圖書館出版品預行編目資料

沒關係，你可以哭出來：一場長期照護者們的內在療癒之旅/史蒂芬妮．馬爾尚-潘薩醫生著；范兆延譯. -- 初版. -- 臺北市：平安文化, 2022.03
面； 公分. --（平安叢書；第708種）
（Upward；126） 譯自：Je suis là

ISBN 978-986-5596-63-7(平裝)

1.CST: 長期照護 2.CST: 居家照護服務 3.CST: 照顧者

419.71 111002056

平安叢書第708種

UPWARD 126

沒關係，你可以哭出來

一場長期照護者們的內在療癒之旅

Je suis là

作　　者—史蒂芬妮．馬爾尚-潘薩醫生
譯　　者—范兆延
發 行 人—平雲
出版發行—平安文化有限公司
台北市敦化北路120巷50號
電話◎02-27168888
郵撥帳號◎18420815號
皇冠出版社(香港)有限公司
香港銅鑼灣道180號百樂商業中心
19字樓1903室
電話◎2529-1778　傳真◎2527-0904
總 編 輯—許婷婷
執行主編—平靜
責任編輯—張懿祥
美術設計—李偉涵、FE設計
行銷企劃—鄭雅方
著作完成日期—2020年
初版一刷日期—2022年3月

法律顧問—王惠光律師

讀者服務傳真專線◎02-27150507
電腦編號◎425126
ISBN◎978-986-5596-63-7
Printed in Taiwan
本書定價◎新台幣350元/港幣117元